名医教你育儿防病丛书

总主编 陈永辉

# 小儿感冒

王文革◎编著

U0307647

中国中医药出版社

·北 京·

**图书在版编目（CIP）数据**

小儿感冒 / 王文革编著 . —北京：中国中医药出版社，2019.3
（名医教你育儿防病丛书）
ISBN 978 – 7 – 5132 – 4827 – 3

Ⅰ . ①小… Ⅱ . ①王… Ⅲ . ①小儿疾病—感冒—防治 Ⅳ . ① R725.1

中国版本图书馆 CIP 数据核字（2018）第 052827 号

**中国中医药出版社出版**

北京市朝阳区北三环东路 28 号易亨大厦 16 层
邮政编码 100013
传真 010-64405750
河北省武强县画业有限责任公司印刷
各地新华书店经销

开本 710×1000 1/16 印张 14.5 字数 194 千字
2019 年 3 月第 1 版 2019 年 3 月第 1 次印刷
书号 ISBN 978 – 7 – 5132 – 4827 – 3

定价 49.00 元
网址 www.cptcm.com

社 长 热 线 010-64405720
购 书 热 线 010-89535836
维 权 打 假 010-64405753

微信服务号 zgzyycbs
微商城网址 https://kdt.im/LIdUGr
官 方 微 博 http://e.weibo.com/cptcm
天猫旗舰店网址 https://zgzyycbs.tmall.com

如有印装质量问题请与本社出版部联系（010-64405510）

# 《名医教你育儿防病丛书》
# 编委会

**总 主 编** 陈永辉

**副总主编** 琚　玮　王文革

**编　　委**（按姓氏笔画排序）

卫　利　　王文革　　王亚君　　王素亭

毛　改　　巩治华　　李　萌　　李瑞星

吴力群　　张　弛　　张小华　　张俊广

陈永辉　　周　明　　郑春燕　　班会会

徐丹慧　　郭　薇　　黄　莹　　黄　浩

黄　斌　　琚　玮　　霍婧伟　　露　红

## 前言
# PREFACE

作为一名儿科医生，三十余年来我致力于儿科疾病的临床实践，亲眼目睹了许多家长面对生病宝宝的束手无策以及"病急乱投医"的做法，导致宝宝病情无改善甚至加重，最终贻误病情，令人痛心！每当这个时候，我就会萌生这样的想法：将家长培养成孩子的第一任保健医生——在日常生活中能科学育儿，积极预防疾病的发生；一旦宝宝病了，能明白是怎么回事，能简单处理，减轻孩子的痛苦，减少去医院的次数，避免过多地服用药物和过度医疗。

现阶段，"就医难，看病贵"的情况仍然存在，尤其儿科，有限的医疗资源不能满足广大患者的需求，使小儿就医显得更加困难。培养爸爸妈妈成为宝宝的家庭保健医生是一件必要且十分有意义的事情。但这需要家长付出十分的用心，相信每位爸爸妈妈都愿意并乐意为宝宝"用心"。

孟母育儿，曾三迁，我们育儿，无须周折，只要您每天用心学习一点点，宝宝就可少受病痛折磨，少去医院，少服药物。这就是我们编写此套丛书的初衷，从一个家庭保健医生的角度出发，使家长们认识了解常见的儿童疾病，掌握简单的家庭调养方法，更好地呵护生病的宝宝，预防疾病的发生。

愿此套丛书能帮助更多的家长科学育儿，使更多的宝宝开心健康成长。

陈永辉

2018 年 1 月 1 日

# INTRODUCTION

　　"感冒"是最常见的呼吸道疾病，每天挤满儿科医生诊室的小病人中有 60% 以上是感冒患者。"感冒"是小儿最常见的疾病，每个孩子都患过感冒，每位家长都为孩子的感冒操过心。有的家长认为感冒是个小毛病，不用管它，过几天自然就好了。然而有时感冒后期会出现中耳炎、鼻窦炎，甚至喉炎、肺炎、肾炎等严重的并发症，家长的轻率会错失孩子的治疗时机，甚而造成不可挽回的后果。也有一部分家长过于紧张，孩子只要有一点流涕、咳嗽，就赶紧上医院，输液、打针，过度医疗，也给孩子带来不必要的伤害。为了使孩子们能在患"感冒"这一最常见的疾病时得到正确的处理，作为家长，我们应该了解一些感冒的相关知识，明确它的原因是什么，患病后如何在家中处理以及如何预防，为孩子的健康成长打下良好的基础。

　　本书以问答的形式详细介绍了小儿感冒的病因、症状表现、相关并发症、中西医防治方法，饮食调养、家庭护理等患儿家长所关心的问题。其内容涉及面较广，力求做到深入浅出，通俗易懂。希望一册在手，犹如是一位经验丰富而又不厌其烦的医生伴随在患儿家长左右。从此，家长在孩子感冒时不再惊慌失措，小题大做，一天几次赶往医院；也不会麻痹大意，贻误孩子的病情。

　　本书在编写过程中参阅并引用了许多相关著作及文章，恕未予以一一注明，谨向原作者致以衷心的谢忱。由于作者水平所限，书中错误、疏漏之处在所难免，敬请各位同道及广大读者提出宝贵意见，以便再版时修订提高。

编者

2018 年 2 月

扫一扫，加入中医育儿圈

目 录
CONTENTS

## NO.3
# 我家孩子感冒了吗

## NO.4
# 小儿感冒的最新中西医治疗方法

## NO.5 孩子得了感冒，父母是最好的保健医

## NO.6
# 药食同源，应该给孩子这样吃

NO.**7**
# 预防、养护与康复

# NO.1

# 到底什么是感冒

感冒是小儿最常见的疾病，每个孩子都患过感冒，每位家长都为孩子的感冒操过心。有的家长认为感冒是个小毛病，不用管它，过几天自然就好了。然而有时感冒后期会出现中耳炎、鼻窦炎，甚至喉炎、肺炎、肾炎等严重的并发症，家长的轻率会错失孩子的治疗时机，甚而造成不可挽回的后果。也有一部分家长过于紧张，孩子只要有一点儿流涕、咳嗽，就赶紧上医院输液、打针，过度医疗也给孩子带来不必要的伤害。为了使孩子们能在患感冒这一最常见的疾病时得到正确的处理，我们应该了解一些感冒的相关知识，明确它的病因是什么，了解患病后如何在家中处理，以及如何预防，为孩子的健康成长打下良好的基础。

## 1 感冒和上呼吸道感染是一回事吗

2 岁的浩浩今天早晨起来开始流鼻涕，鼻塞，不时打几个喷嚏，早饭也不好好吃，一直闹着让妈妈抱。妈妈一摸他的额头有些发烫，用体温计测了一下，37.8℃。妈妈有些不放心，赶紧带着浩浩前往附近的医院就诊，医生给浩浩检查后说他患了"急性上呼吸道感染"。浩浩妈妈问："我还以为孩子感冒了，这上呼吸道感染又是怎么回事？"

其实"感冒"是我们一般人习惯的说法，与西医学所谓的"急性上呼吸道感染"是一回事。急性上呼吸道感染，又简称"上感"。指的是鼻、咽、喉等上呼吸道部位的急性感染。如果其中某一部位的表现特别突出，医生就以这一部分的感染诊断，如急性鼻炎、急性咽喉炎、急性扁桃体炎等。否则就统称为"上呼吸道感染"。

那么究竟什么是上呼吸道呢？医学上，把呼吸系统分为上、下呼吸道两部分。上呼吸道包括鼻、鼻窦、咽、咽鼓管、会厌及喉；下呼吸道包括气管、支气管、毛细支气管、呼吸性细支气管、肺泡管及肺泡。

**专家提醒：**

如果孩子仅仅是上呼吸道感染，病情往往较轻。如果病情没能很好控制，则会向下呼吸道发展，发生支气管炎，甚而肺炎等疾病。

## 2 感冒的患病率如何

大眼睛的玲玲今年 3 岁了，每过 2～3 个月就会感冒一次，每次妈妈都得请假带她上医院，这两天她又发烧、流鼻涕了，妈妈跟给她看病的医生抱怨："我这个孩子身体怎么这么差，总是感冒。"那么，玲玲是不是真的比别的孩子身体差？患感冒的次数算多吗？

感冒是最常见的呼吸道疾病，每天挤满儿科医生诊室的小病人中有 60% 以上是感冒患者。感冒也是世界范围内的常见病、多发病。世界卫生组织在 1979 年 4 月日内瓦会议上指出，儿童中急性上呼吸道感染发病率为 39%～60%。北京一家儿童医院的调查显示，5 岁以下小儿平均每年患 4～6 次感冒。韩国《大中医师协会志》41 卷第 11 期的统计数据表明，出生 12 个月后的婴儿每年平均感冒 6～7 次，1～5 岁的孩子每年平均感冒 7.4～8.3 次，10 岁以上的儿童每年平均感冒 4.5 次。

因此玲玲的感冒次数并非特别多，随着年龄的增长，她患感冒的几

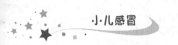 

率会逐渐减少。

# 3 什么季节容易患感冒

　　普通感冒全年皆可发病，冬春季节多发，可通过含有病毒的飞沫或被污染的用具传播，多数为散发性，但常在气候突变时流行。

　　流感发病有较明显的季节性，北方一般在冬季，南方多在冬夏两季。然而流感大流行时无明显的季节性。甲型流感病毒常会爆发或引起小流行，严重时可引起大流行或世界性大流行。乙型流感可引起局部地区的小流行。丙型流感一般呈散发。流感病毒存在于病人鼻咽部的分泌物中，在外界环境中存活时间极短，随病人的喷嚏、咳嗽而排出体外，主要经空气飞沫传播，其传染性可保持30分钟，此时如果易感者吸入这些飞沫即可被感染发病。流感病毒还可通过病人用过的毛巾、食具或玩具传播。

**专家提醒：**

　　由于流感病毒的类型较多，人体对各种病毒感染后产生的免疫力较弱且短暂，仅1～2个月或稍长，并无交叉免疫，同时在健康人群中有病毒携带者，故一个人一年内可有多次发病。

# 4 普通感冒和流感有什么不同

　　2009年底至2010年初世界范围爆发了甲型H1N1流感，人人谈"流"色变。6岁的小敏恰好在此时出现了发热、鼻塞、流涕症状，好在精神还好，每天依旧蹦蹦跳跳的，饭量也不减。然而她病了2天还没好，妈妈开始担心小敏是不是也得了"流感"，去医院看吧，害怕被确诊的"流感"病人传染上；不去吧，又担心万一小敏真是流感，不及时治疗，病情会越来越重。小敏妈真是左右为难。那么，普通感冒和流感到底有什么不同呢？

首先，从病原方面来区别。普通感冒，俗称伤风，致病原为多达200种不同的病原体，包括病毒、细菌等。普通感冒的传染性较弱，往往是个别出现，很少造成大范围流行。流行性感冒，即流感，是由流感病毒引起的急性呼吸道传染病。常见的有流感病毒甲型、乙型、丙型三种类型。甲型流感每2～3年有一次小流行，10～15年一次大流行，乙型流感是局部流行，而丙型流感主要是散发或家庭内传染。

其次，从症状上来区分。普通感冒表现较轻，患儿会出现发热、体温多在38℃上下，并有鼻塞、流涕、打喷嚏、干咳等症状；大一些的孩子会说自己头痛、咽喉痛或全身不适，症状相对较轻，很少发生严重并发症。流感起病很急，可骤然高热，体温高达39℃～40℃，头痛明显，全身疼痛常见且严重，全身极度乏力出现早且明显，有时有鼻塞、流鼻涕、咽痛、咳嗽。常有严重的并发症，如肺炎、支气管炎、心包炎、脑炎、急性心肌炎等，甚至危及生命。

可见，流感和普通感冒在病原体、临床症状及疾病预后等方面完全不同。流感是一种比普通感冒要严重得多的急性呼吸道传染病。小敏仅是发热、鼻塞、流涕，而精神很好，没有严重的头痛、全身酸痛，看来患普通感冒的可能性较大。事实上，病后第4天小敏就退了热，再过2天，所有的症状就消失了，妈妈彻底放心了。

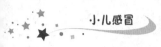

**专家提醒：**

　　流感流行期间应少带孩子去人员密集的场所，如超市、影院、游乐场等地，以免不慎传染上流感。

# 5 什么是反复呼吸道感染

　　菲菲的妈妈这一年来非常苦恼，她的宝贝女儿三天两头生病，她常常接到幼儿园老师的电话，说菲菲发烧了，不想吃饭，或是流鼻涕很严重。每到这时菲菲妈妈就得放下手头的工作，请假赶往幼儿园，接上菲菲去医院看病。多数情况下菲菲只是普通感冒，过几天也就好了。然而没几天她又病了。每个月都会感冒二三次。菲菲妈妈因此不能安心工作，影响了事业的发展。更主要的是她很担心，菲菲这是怎么了？

　　其实菲菲是个复感儿，即反复呼吸道感染患者，这是小儿的常见病。20 世纪 90 年代末北京市区托儿机构 0 ～ 6 岁儿童呼吸道感染 3 年监测数据表明，复感儿发生率为 11.9%。近年来发病率逐渐增加，达 20% 左右。

　　那么，什么是反复呼吸道感染呢？目前医学界多采用 1987 年在成都召开的全国小儿呼吸道疾病学术会议制定的标准来诊断。具体如下：① 0 ～ 2 岁：上呼吸道感染每年 7 次，下呼吸道感染每年 3 次。② 3 ～ 5 岁：上呼吸道感染每年 6 次，下呼吸道感染每年 2 次。③ 6 ～ 12 岁：上呼吸道感染每年 5 次，下呼吸道感染每年 2 次。需要指出的是，每次感染之间间隔需 7 天以上。上感次数不够，可加下感，反之不可。另外，病程需 1 年以上。反复呼吸道感染的患儿还多有食欲不振、汗多、体重不增、面色萎黄等表现。本病严重影响孩子生长发育，也给家庭带来一定的经济负担和心理压力，是儿科领域面临的一项难题。

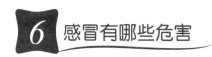

## 6 感冒有哪些危害

2岁的壮壮平时很少生病，前一段时间着凉后出现了发热、咳嗽、流鼻涕，妈妈想壮壮感冒了，没什么大不了的，就自己从药店买了些药给孩子吃，可四五天过去了，壮壮的"感冒"非但没好，咳嗽还越来越加重了，精神、食欲也越来越差，妈妈这才带他去医院，医生说壮壮已由最初的感冒发展成了肺炎。壮壮妈妈懊悔不已！

成年人感冒后较少出现并发症，而小儿感冒如不及时治疗，可引起很多并发症，特别在婴幼儿时期更为多见。感冒的危害主要分为三大类：①病变向邻近组织器官蔓延，可引起急性中耳炎、鼻窦炎、咽后壁脓肿、扁桃体周围脓肿、喉炎、颈淋巴结炎、上颌骨骨髓炎、支气管炎及肺炎等。②病原体通过血行播散至全身，细菌感染并发败血症时，可导致化脓性病灶，如皮下脓肿、脓胸、心包炎、腹膜炎、关节炎、骨髓炎、脑膜炎、脑脓肿以及泌尿道感染等。③感染可引起变态反应疾病，如风湿热、肾炎、心肌炎、肝炎、紫癜、类风湿病及其他结缔组织性疾病等。

**专家提醒：**

俗话说"感冒为百病之源"，小儿感冒切不可掉以轻心，作为家长，要细心观察，及时就医，以免延误孩子的治疗，甚至造成不可挽回的后果。

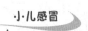
# 7 感冒可以自愈吗

由于小美妈妈工作忙，小美从小就跟着奶奶在外地，每次小美得了感冒，奶奶都只是让她多喝水，不吃什么药，每次小美都很快就好了。最近小美回到了妈妈身边，这两天她有点低热，鼻塞，妈妈半夜就急着要带她上医院，奶奶却说不用着急，感冒过几天自己就好了，是这样吗？

我们知道，感冒90%以上是病毒感染，而一般的病毒感染具有一定的自限性。也就是说，即使不给予任何特别的治疗，也可以自然痊愈。所以感冒即便不治疗，1周左右也好了。由于目前尚无治疗感冒病毒的特效药物，患上感冒，医生主要是开一些针对鼻塞、发热等症状的药物，即所谓的对症治疗。滥用抗生素不仅会给孩子带来不必要的伤害，有时反而会加重病情。当然，如果孩子患的是细菌性感冒，或病毒感染的后期合并细菌感染，就需要使用抗生素，否则会出现并发症，延误治疗。

**专家提醒：**

感冒是自限性疾病，目前尚无什么药物可以让孩子马上就好，家长要尊重客观规律，耐住性子，不可操之过急。

小 儿 感 冒

# NO.2

# 为什么我家的孩子总得感冒

# 1 小儿上呼吸道有什么特点

呼吸道分上呼吸道和下呼吸道。上呼吸道包括鼻、鼻窦、咽、耳咽管、喉；下呼吸道是指气管、支气管和肺泡。下面就介绍一下小儿上呼吸道的特点：

（1）鼻：小儿的鼻腔相对短小，鼻道狭窄。婴幼儿鼻黏膜柔嫩，血管丰富，没有鼻毛。因此感染时黏膜肿胀，易造成堵塞，表现出鼻塞、流涕、吃奶困难等症状，甚至出现张口呼吸。

（2）鼻窦：新生儿上颌窦和筛窦极小，至12岁才发育完善。额窦2～3岁开始出现，12～13岁时才发育。蝶窦3岁时才与鼻腔相通，6岁时很快增大。由于鼻窦黏膜与鼻腔黏膜相连续，鼻窦口相对大，故急性鼻炎常累及鼻窦，易发生鼻窦炎。

（3）咽部：咽部较狭窄而垂直。咽部淋巴组织丰富，还有鼻咽扁桃体和腭扁桃体，前者6个月前即已发育，后者则要在1岁后逐渐增大，4～10岁达发育高峰，因此这一年龄组的小儿很容易患扁桃体炎。随着年龄的增长，这些淋巴组织将逐渐萎缩。

（4）耳咽管：是介于中耳、咽部之间的一条管道，比起成人相对宽、短，呈水平位。咽炎时，病原菌很容易沿此途径侵犯中耳引起中耳炎。

（5）喉部：喉部呈漏斗形，喉腔较窄，声门狭小，软骨柔软，黏膜柔软，血管及淋巴组织丰富，发炎时易充血水肿，比成人更容易发生梗

阻，出现声音嘶哑、呼吸困难，甚至会有生命危险

# 2 为什么小儿容易患感冒

丽丽已经上幼儿园大班了，平时吃得好、睡得香，参加了幼儿园里的舞蹈队，舞跳得也漂亮，看起来健康活泼，可她还是每两三个月就患一次感冒。邻居王奶奶告诉丽丽妈妈，别着急，孩子小时候都这样，特别爱感冒，年龄大了，抵抗力强了，自然就好了，王奶奶说得对吗？

王奶奶说的的确有道理。我们前面说过越小的孩子越容易患感冒，随着年龄的增长，他们患感冒的次数会逐渐减少。这是为什么呢？

首先与小儿上呼吸道的解剖特点有关。小儿的呼吸道短小，管腔较细，黏膜柔嫩，血管丰富，黏膜分泌黏液不足，咳嗽反射及纤毛运动力差，难以有效清除吸入的尘埃和异物颗粒，呼吸道防御功能差。

其次与小儿的免疫特点有关。孩子出生时免疫系统发育尚未完善，随着年龄增长逐渐达到成人水平，特别是婴幼儿，处于生理性免疫低下状态。具有抗体活性的球蛋白称为免疫球蛋白（Ig），分为IgG、IgA、IgM、IgD及IgE五类。生后IgG、IgM水平都较低，14岁左右达成人水平。血清IgA于少年时期才能达到成人水平。IgD、IgE分别于5岁、7岁时达成人水平。其中分泌性IgA是黏膜局部抗感染的重要因素，它具有保护呼吸道黏膜免受细菌、病毒等感染的作用。而婴幼儿体内的分泌性IgA含量低，病原体容易在局部繁殖，从而引起呼吸道感染。

此外，乳铁蛋白、溶菌酶、干扰素及补体等与免疫相关成分的数量和活性不足，也是小儿容易患呼吸道感染的一个重要因素。

随着孩子的逐渐长大，呼吸道逐渐变得长而宽，黏膜分泌增多，纤毛运动力增强，特别是免疫球蛋白水平逐渐增高，感冒就会渐行渐远。

# 3 引起小儿感冒的常见诱因有什么

阳阳的爸爸在大城市打工，妈妈带着 3 岁的阳阳和爸爸租住在一间 10 几平米的地下室，爸爸下班回来还常常在家里吸烟，搞得家里乌烟瘴气的。阳阳自从住到这里就经常感冒，有几次还变成了肺炎。不菲的医药费让阳阳一家不堪重负，妈妈想知道孩子在老家时好好的，怎么一到大城市就变得弱不禁风了呢？

那么，小儿感冒有哪些常见的诱因呢？

（1）患有营养障碍性疾病容易引发感冒。如维生素 D 缺乏性佝偻病，由于低钙可导致呼吸道上皮细胞的纤毛运动减弱，使呼吸道分泌物不易排出，易受病毒、细菌感染。维生素 A 缺乏，造成呼吸道上皮细胞纤毛减少，乃至消失，腺体失去正常功能，溶菌酶和分泌的免疫抗体明显减少，屏障功能减退，易致感染发生。偏食、厌食的孩子，营养不良或不均衡，会引起不同程度的缺铁、缺钙或维生素及蛋白质摄入不足。而铁、锌和蛋白质等营养成分对免疫系统的各种球蛋白的合成以及促进免疫细胞成熟、分化均起着重要作用，因此缺铁、缺锌可影响机体免疫系统的发育，导致孩子抵抗力下降。

（2）外界及家庭环境不良也是引起感冒的常见诱因。大城市空气污染严重，工厂排放的工业废气，汽车尾气，各种建筑装饰材料、人工合成制品所散发出的化学物质等，都会损害孩子稚嫩的呼吸道。居住拥挤，阴暗潮湿，空气不流通；家庭成员嗜好吸烟，使孩子间接吸入烟雾；均可降低呼吸道局部防御能力，促使病原体生长繁殖。因此环境不良、空气混浊，对呼吸道危害很大，是诱发感冒的重要原因。

（3）护理不当。冬天家长生怕孩子着凉，给孩子穿过多的衣服；夏天家长又担心孩子中暑，让孩子整天在空调房内，这样孩子对外界气温

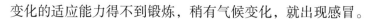
变化的适应能力得不到锻炼，稍有气候变化，就出现感冒。

另外，早产儿、有先天性缺陷或疾病的孩子，如心肺功能不全，特别是患有先天免疫缺陷病的患儿都很容易发生感冒。

**专家提醒：**

　　良好的居住环境，合理的喂养方式，适当的锻炼身体，做到这三点就能让您的孩子远离感冒。

## 4 感冒到底是病毒感染还是细菌感染

　　2 岁的妞妞晚上鼻子不通气，翻来覆去，睡不踏实，早晨起来给她喂饭，她把头扭向一边，硬塞给她，她就把嘴里的饭吐出来，还大声哭起来。妈妈抱起她来试图安慰一下妞妞，却发现孩子浑身滚烫，一量体温，吓了妈妈一跳，体温表上的红线都快到头了，差一点 40.0℃。妈妈念叨着"烧这么厉害，肯定有炎症，得吃消炎药"，说着从小药箱里拿出头孢类的药要给妞妞喂，可爸爸坚决反对，说孩子可能就是感冒，而感冒是病毒感染，没必要吃"头孢"，到底谁说的对呢？

　　多年来的医学研究表明，感冒 90% 以上由病毒引起，支原体感染占 4%～5%，细菌感染者仅占 1%～5%。常见引起感冒的病毒有以下几种：

　　（1）鼻病毒：是引起感冒的主要病原之一，约有 50% 的成人感冒由鼻病毒所致。小儿感染鼻病毒后还可由感冒进一步发展为支气管炎及中耳炎。鼻病毒的分布遍及全世界，全年均可发生，在南方鼻病毒引起的感冒多发生在雨季。鼻病毒感染后可产生局部 SIgA，对同型病毒有免疫力，但持续时间短，故常发生再感染。

（2）冠状病毒：也是感冒的常见病原体，10%～20%的感冒由冠状病毒引起。在儿童，冠状病毒还可引起肺炎和毛细支气管炎。

（3）腺病毒：约占感冒病毒的10%。腺病毒有41个血清型。其中3型、7型是引起呼吸道感染的主要型别。在成人和较大的儿童中，腺病毒3、7型感染可引起一种的特殊类型的感冒，即咽结合膜热，以发热、咽炎、结膜炎为特征。1979～1983年夏季，在北京曾发生过3、7型腺病毒引起的咽结膜热流行。在婴幼儿则会发生腺病毒肺炎，病情常较重。尤以北方各省多见，病情严重者也较南方为多。华北、东北及西北于1958年冬及1963年冬有较大规模的腺病毒肺炎流行，病情极其严重。近年来，腺病毒肺炎的发病逐渐减少。

（4）柯萨奇病毒及埃可病毒：此两类病毒均主要在肠道中繁殖，随粪便排出，属于肠道病毒，同时可引起感冒，肠道病毒约占感冒病毒的10%。肠道病毒感冒多发生在夏秋季，主要表现为发热，咽炎，可伴有呕吐、腹痛、腹泻等胃肠道症状。其中柯萨奇A组病毒可引起一种特殊的感冒，即疱疹性咽峡炎，患儿表现为高热、咽痛、咽峡部疱疹、溃疡。该病的发生率逐年增高。

（5）呼吸道合胞病毒：2岁以后感染此病毒，可出现一般感冒的症状，但婴幼儿感染后可发生严重的毛细支气管炎、肺炎，表现为暴喘、咳嗽等。本病多在秋冬季节发生，可引起小流行。

（6）流感病毒：分甲、乙、丙三种血清型，甲型可因其抗原结构发生较剧烈的变异而导致大流行，估计每隔10～15年一次，乙型流行规模较小且局限，丙型一般只造成散发流行，病情也较轻。除典型流感外，许多轻型病例与普通感冒不易区分。

（7）副流感病毒：分Ⅰ、Ⅱ、Ⅲ、Ⅳ四种血清型，Ⅰ型往往引起儿童喉、气管、支气管炎，Ⅱ型可引起肺炎，也常出现哮吼，Ⅳ型又可在儿童及成人中发生上呼吸道感染。副流感病毒通常呈常年地方性发病状态，于秋冬季形成高峰。在集体单位中，副流感Ⅱ型偶尔可引起流感样爆发。

病毒感染后上呼吸道黏膜受损，细菌可乘虚而入，继发细菌感染。最常见的为溶血性链球菌、肺炎链球菌、嗜血流感杆菌及葡萄球菌。

另外，肺炎支原体不但引起肺炎，也可引起上呼吸道感染，肺炎多见于5～14岁小儿。

**专家提醒：**

病毒往往有多种不同的血清型，人一生中多次感冒，主要是由不同型别的病毒引起。老年人由于多次感染不同型的病毒，对多型病毒具有免疫力，因此感冒的几率较青少年小，而儿童病毒感染的发生率则相对较高。

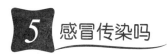

## 5 感冒传染吗

常和依依一起玩的小朋友莎莎患了感冒，"阿嚏，阿嚏"喷嚏不断，清鼻涕一把一把的，依依奶奶很紧张，不敢让依依和莎莎玩了，生怕被传染上感冒，感冒到底传染吗？

回答这个问题之前我们先要搞清楚，什么是传染，什么是传染病。所谓传染，现代医学指病原体从有病的生物体侵入别的生物体。传染病是由细菌、病毒、寄生虫等特殊病原体引发的，具有传染性的疾病。其主要特征是有特异的病原体，有传染性、流行性、季节性、地方性，并有一定的潜伏期。有些传染病如鼠疫、伤寒、麻疹、流脑等由于其较强的传染性和流行性，发现后要按规定时间及时向当地防疫部门报告。

流行性感冒分甲型、乙型、丙型三类，都属于法定传染病，传染性

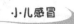
较强，其中甲型流感常引起世界范围的大流行，需格外小心。小儿普通感冒多为病毒感染，俗称"伤风"，一般不会造成大范围的流行，因此不属于传染病的范畴，无需过分紧张。然而小儿感冒虽然不像呼吸道传染病如麻疹、百日咳、流脑、流感等，具有明显的流行病史及强烈的传染性，但在冬春季节，气候多变的情况下，在居室拥挤、通风不良、空气污浊、护理不当致冷暖失宜时，是能够互相传播的。

过去认为感冒主要是通过空气中的飞沫传播的。患者的鼻涕、唾液、痰液含有病毒，通过打喷嚏、咳嗽、说话将病毒散播入空气中，感染他人。近年来，国外的一些实验表明，感冒并非完全通过空气传播，而主要通过接触传播。感冒病毒能在布手帕上存活1小时，在人手上存活70小时，在硬质表面物上能存活72小时。感冒患者擦鼻子时将活病毒沾到手上，再通过手把病毒转移到其接触的地方——电话机、门把手、扶梯等。健康人通过触摸这些污染了病毒的手或物品，用手再摸自己的眼睛、鼻子便会染上感冒。

**专家提醒：**

预防感冒除了戴口罩以外，还要注意勤给孩子洗手。大人感冒时不要用手或手帕直接去擦鼻子和眼睛，最好用消过毒的卫生纸。

## 6 为什么6个月以后孩子得感冒的次数增多了

小贝妈妈以前听别人说婴儿6个月以特别容易生病，开始她还不信，结果小贝在6个月刚过就患了人生的第一场病，发热，鼻塞，还有点咳嗽，赶去医院，医生说是感冒了。小贝妈不解地问医生："为什么孩子长大了，反而不如新生儿了呢？"

我们知道，新生儿会从母亲体内获得许多免疫抗体。如果进行母乳喂养，母乳中的免疫物质如分泌性 IgA、乳铁蛋白等也会随着母乳一道被婴儿获取。同时刚出生的宝宝生活环境较为简单，接触外界病原的机会较少。感冒和一些传染性疾病发生的机会也就不多。6 个月以后，从母体获得的抗体逐渐被消耗掉，而 6 个月以后的母乳中免疫物质也几乎消失，孩子自身的免疫功能又还未发育成熟，所以 6 个月以后是孩子免疫力较为低下的一个阶段。此外，6 个月以后孩子的活动范围会越来越大，接触的人也越来越多，有时还自己把拿到的东西放到嘴里吸，这样孩子接触感冒的机会就越来越多。所以在 6 个月以后婴儿患感冒的次数会多一些。好在随着年龄的增长，孩子自身的免疫力逐渐增强，患感冒的几率就又下降了。

## 7 为什么孩子上了幼儿园以后总是感冒

笑笑从出生后一直是由奶奶带，健康快乐，很少生病。3 岁以后奶奶回老家了，父母送她去了幼儿园，从此感冒成了家常便饭。刚入园 3 天她就开始流鼻涕、咳嗽、发烧，妈妈赶忙请假照顾她。1 周后笑笑好了，妈妈就送她去了幼儿园。可没几天，她又开始发烧、流鼻涕、咳嗽。这次是爸爸请假带她去了医院。此后笑笑差不多每 2～3 周就要感冒 1 次，弄得父母疲惫不堪，又忧心忡忡。奶奶打电话说不让笑笑上幼儿园了，她要过来照看孙女，笑笑爸爸妈妈也在犹豫，这幼儿园还能上吗？为什么孩子一上幼儿园就这么爱感冒呢？

这是一个困扰很多年轻父母的问题。分析起来，主要有以下几点。

（1）感染机会增加：我们前面说过孩子的免疫力较差，各种免疫球

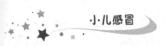

蛋白要到青少年时才能达到较高的水平。由于入园前孩子主要在家里生活，环境相对简单，与外界接触较少，没有太多的感染源，即使免疫力低下，也不会有太多生病的机会。而入园后生活在集体中，一个班里往往有二三十个孩子，有一个宝宝感冒了而没有被及时发现和隔离，便有很多机会传染给班里其他的幼儿。因此，在幼儿园里生病的机会比在家里多很多。

（2）饮食不当：有些孩子入园前不会自己吃饭，常常是大人喂一口，吃一口。孩子上了幼儿园后，老师精力有限，不可能像家长那样精心地照顾每一个孩子。有的孩子便常常吃不饱，或吃进去的是冷饭，喝水也不像在家里时那样时时有人提醒。还有的孩子晚睡晚起，早餐吃得晚，到了幼儿园，早餐和午餐之间的间隔太短，午餐时，又没有胃口。有的家长担心孩子在幼儿园里吃不饱，傍晚回来后，不管孩子是否饿，就哄着孩子吃很多的饭，晚饭里还有很多鱼呀、肉呀。这样的饮食加重了孩子的胃肠负担，日久会引起消化不良，甚至影响孩子的睡眠，久而久之，孩子就容易生病了。

（3）衣着不宜：常常听见许多家长说，我的孩子已经穿了许多衣服怎么还常常感冒。其实，孩子在幼儿园比家里活动多，运动量大，而且孩子本身都好动，穿得太多，很容易出汗，出汗后腠理疏松，各种病原体容易入侵。同时汗浸湿了衣服，凉凉的贴在身上，反而容易受寒着凉。另外，穿衣太多，穿脱不方便，尤其是孩子上厕所时，容易尿湿裤子，也增加了感冒的几率。

（4）睡眠不规律：充足的睡眠是保证孩子健康成长的先决条件。一些孩子非常贪玩，晚上9、10点钟还在外面活动，或看电视，孩子每次都是玩得很累了才睡觉，而第二天还要按时去幼儿园，久而久之，孩子疲乏过度，就生病了。

另外全新的环境，陌生的老师，不熟悉的小朋友，会让孩子产生焦虑、恐惧的情绪。有些孩子从幼儿园回来后还要赶去上各种课外班。疲乏、紧张的生活，会导致孩子的抵抗力下降，增加了孩子患感冒的几率。

**专家提醒：**

　　家长不要急于送刚刚痊愈的孩子去幼儿园，这样会增加孩子复感的机会。有条件的话，可以请人帮忙照看孩子，让孩子好好休息，使身体得到充分的恢复，以便更好地抵抗各种病原体的侵袭。

## *8* 什么样的孩子容易患感冒

　　云云1岁多了，可除了奶，什么东西都不喜欢吃，试着喂给她些肉末、鱼泥，她便满脸不快地吐出来。云云个子倒是不矮，可小脸白白的。最让妈妈揪心的是，云云经常感冒，是儿科的常客，医生说，因为云云营养不良，患有贫血，所以容易感冒。到底什么样的孩子容易患感冒呢？

　　（1）营养性贫血的患儿。营养性贫血中最常见的是缺铁性贫血。像云云这样的孩子，未能及时添加含铁多的食物，造成铁摄入不足，引起缺铁性贫血。缺铁可使多种含铁酶的活性减低，引起细胞免疫功能降低，易患感冒。

　　（2）维生素D缺乏性佝偻病患儿。本病可影响免疫功能。低钙可导致呼吸道上皮细胞的纤毛运动减弱，使呼吸道分泌物不易排出，易受病毒、细菌感染。

　　（3）维生素A缺乏症患儿。维生素A是调节糖蛋白合成的一种辅酶，对上皮细胞的细胞膜起稳定作用，维持上皮细胞的形态完整和功能健全。

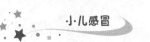

维生素 A 缺乏会造成呼吸道黏膜上皮萎缩、干燥，纤毛减少、乃至消失，腺体失去正常功能，溶菌酶和分泌的免疫抗体明显减少，屏障功能减退，易致感染发生。

（4）锌缺乏的患儿。实验表明，缺锌动物的脾脏及胸腺的重量下降，而这二者与人的免疫功能息息相关。缺锌可引起 T 淋巴细胞功能受损，容易感染。

（5）某些先天性缺陷的患儿。如原发性免疫缺陷病、先天性心脏病、早产儿等都容易患感冒。

另外，因病使用糖皮质激素的孩子、患有继发性免疫缺陷病，及获得性免疫缺陷综合征（艾滋病）的患儿都是容易感冒的个体。

## 9 中医是怎样认识小儿感冒的

中医认为，感冒是小儿时期最常见的外感疾病，临床以发热、恶寒、头痛、咽痛、鼻塞、流涕、喷嚏等为主要症状。四季均可发生，气候变化时及冬春两季发病率较高。小儿感冒有四时感冒与时疫感冒之分，四时感冒，相当于西医的普通感冒，由感受四时不正之气发生；而时疫感冒，大致相当于西医的流行性感冒，由感受时行疫毒所致。

任何年龄小儿皆可发病，但体质较弱者及婴幼儿感邪后临床表现多较重，症情复杂也易传变，可出现夹痰、夹滞、夹惊等兼夹证，有时并发急性支气管炎及肺炎等疾病，使病情迁延或加重。

## 10 中医认为小儿感冒的病因、病机是什么

中医学认为，卫气主一身之表，肺为五脏之华盖。肺卫之气充沛，

腠理固密，不被外邪所侵。小儿脏腑娇嫩，肌肤疏薄，卫外不固，加之寒暖不知自调，易于感受外邪。外邪侵犯，肺卫首当其冲，故感冒的病变部位主要在肺卫。肺为娇脏，喜清肃，外合皮毛，开窍于鼻。外邪自皮毛、口鼻而入，客于肺卫，导致腠理开合不利，卫阳阻遏，肺气失宣，因而出现发热恶寒、鼻塞流涕、咳嗽喷嚏等邪侵肺经证候。引起本病的原因主要有以下两方面：

（1）外邪侵袭。气候骤变、冷热失常、衣着不适、汗出受风等，使外邪入侵，肺失清肃，而致本病。

（2）正气不足。先天发育不良或后天饮食不节，营养失调，而致营养不良、佝偻病、先天性心脏病等，皆表现为正气不足，无力抗邪，每当外邪入侵，即发为本病。

由于小儿脏腑"成而未全""全而未壮"，一脏受邪易侵及他脏，故在本病中多出现兼夹症。小儿"肺常不足"，邪侵肺卫，肺失清肃，肺气上逆，气机不利，津液凝聚，化而为痰，以致痰阻气道，咳嗽加剧，喉间痰鸣，即成为感冒夹痰。若受邪较重，体质虚弱，可致肺气郁闭，发展为肺闭。小儿"脾常不足"，感受外邪每致运化失常，稍有饮食不节，即可乳食停滞，出现脘腹胀满、纳呆呕吐等，比即为感冒夹滞。小儿神气怯弱，肝常有余，感邪后易心神不宁，烦躁不安；邪热入里，热极引动肝风则神昏、抽搐，是为感冒夹惊。

总之，本病由于六淫、时行邪毒侵袭人体而发病，致病原因以风邪为主。风为百病之长，不同季节往往与其当令之邪相合而伤人，如冬季多风寒、春季多风热、夏季多兼暑湿、秋季多兼燥气，而以风寒型、风热型多见。其病变部位在卫表，发病机理为卫阳阻遏、肺失宣降。

# 11 小儿反复患感冒是因为"有火"吗

阿宝每过一段时间两个小脸蛋和嘴唇就会特别红，睡觉起来眼睛边上常有眼屎，嘴里总是臭臭的，有一股酸腐的味道，大便干硬，像羊粪蛋一样，有时2～3天才便1次。最糟糕的是，只要这种情况时间一长，阿宝准会感冒、发烧。奶奶说，阿宝火太大，都是"有火"惹的祸。奶奶说得对吗？

中医学认为小儿属"纯阳之体"，生长发育旺盛，其阳气当发，生机蓬勃，与体内属阴的物质相比，处于相对优势。孩子养护不当时，即易患热病，阴津易伤，出现"上火"症状。表现为孩子性情急躁，烦躁易怒，眼屎多，脸蛋、口唇发红，手足心热，喜食冷饮，口中酸臭，睡觉时盖不住被子，喜欢俯卧而睡，大便干，小便黄，舌质红、舌苔厚腻。孩子有火时，免疫功能会发生紊乱，特别容易招致风寒邪气，即各种病毒、细菌的侵袭，导致感冒的发生，形成"寒包火"证。所谓"寒包火"，正是中医对这种感冒的一种形象解释。

那么小儿上火的常见诱因是什么呢？从多年临床来看，最常见的是喂养不当。有些家长为了给孩子补充营养，长期给孩子过量食用鱼、肉、蛋、奶等高热量的饮食。还有些孩子，在幼儿园吃过晚饭回家后，大人吃饭时还要吃一顿，临睡前再加一瓶牛奶。而中医认为小儿"脾常不足"，脾胃功能不健全，这样过量摄取食物，超过了机体的消化、吸收能力，会造成"食积"，食积日久会化热、化火。还有的孩子偏食、挑食，只吃肉，不爱吃蔬菜、水果，导致大便干结，食物残渣未能及时通过大便排出，日久便在胃肠道产生毒素，形成有害物质，也会造成上火。需要注意的是，有的家长认为秋梨膏、蜂蜜水、梨水等可以下火，所以从孩子一出生就给他们喝这样的水。殊不知，这样做是适得其反，孩子从小喝惯了带甜味的水，根本不喝白开水，这样不仅会加重肾脏负担，而且只要喝水一少，就很容易上火。还有的老年人常根据自己的感觉，给孩子穿厚重的衣物。而小儿是纯阳之体，代谢旺盛，活动又多，过多的衣服会使他们内生积热，日久也爱上火。

因此，要想让孩子少患感冒，首先应树立正确的喂养观念，"若要小儿安，须带三分饥与寒"。

**专家提醒：**

家长应留心观察孩子的脸颊、口唇是否发红，手心是否发热，尤其是大便是否干结。如果出现这样的情况，就要格外小心，加强防护，必要时可以吃一些消食化积、泻火通便的中药。

# NO.3

# 我家孩子感冒了吗

# *1* 一般感冒有什么表现

4 岁的丫丫平时很少生病，偶尔流清鼻涕，打喷嚏，妈妈就给她买点感冒药吃，三四天就好了。这几天丫丫发烧了，妈妈带她去医院，医生说丫丫感冒了，妈妈很困惑，孩子没有流鼻涕，打喷嚏，怎么会是感冒呢？

普通感冒有什么症状，到底如何诊断感冒呢？

普通感冒的表现分为局部症状与全身症状两部分。轻症者仅表现为局部症状，出现流清鼻涕、鼻塞、喷嚏等，也可有流泪、轻微咳嗽，咽部不适，咽痛，多于在 3～4 天自然痊愈。重症可出现全身症状，表现为发热，体温在 37.5℃～39.0℃，甚至可达 40℃，持续 1～2 天，或数日。烦躁不安、头痛、全身不适、乏力，部分患儿有食欲不振、呕吐、腹泻、腹痛等消化道症状。有些患儿可没有鼻塞、流涕等鼻部症状。

医生检查孩子的嗓子，可见咽部充血，扁桃体肿大。有时可在颈部和下颌摸到肿大的淋巴结，肺部听诊一般正常。肠道病毒感染时会出现皮疹。

个别 6 个月～5 岁的患儿在发热的头一天会在高热时出现抽搐，即热性惊厥。可因发热反复发作。

根据以上症状和查体的结果，一般很容易明确诊断。

**专家提醒:**

　　小儿感冒一般 3～4 天痊愈。如果孩子持续发热，或精神不好，咳嗽加重，应尽早去医院检查，以防病变向邻近组织器官蔓延，引起呼吸系统、神经系统等部位的疾病。

　　诊断感冒时还要与某些急性传染病的早期及流感等相鉴别，以免贻误诊治。

## 2 小婴儿感冒有什么特点

　　6 个月的嘉嘉午睡起来小脸通红，姥姥给她量体温是 38.0℃，忙给宝宝喂了些温开水，宝宝出了汗后，体温渐渐降下来了。可是一下午宝宝都不好好吃奶，有 2 次还把刚吃进去的奶吐出来了。到了傍晚，嘉嘉又烧起来，鼻子不通气，呼吸不畅，哭闹不安，爸爸妈妈赶忙带她去医院，医生说是感冒了，孩子可能要持续发烧好几天，大约 1 周才能好，要家长细心观察，好好护理。嘉嘉妈妈问：不就是感冒吗，怎么会这么严重？

　　小婴儿由于身体的各项机能发育不完善，感冒的表现与成人有较大差别。婴儿感冒发病往往比较急，有的孩子 1 小时前还活蹦乱跳的，可一会儿就发起高烧来。婴儿感冒以全身症状为主，表现为发热，体温可高达 39℃～40℃，热程 2～3 天至 1 周。

　　由于小儿面部颅骨尚未发育完全，鼻腔相对短小、狭窄，没有鼻毛，鼻黏膜柔嫩，血管丰富。感冒后容易引起鼻黏膜有充血、肿胀，炎症引起鼻腔内分泌物增多，均可使鼻腔堵塞。因此，婴幼儿患普通感冒时也

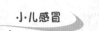 

可表现为呼吸困难、张口呼吸、拒乳、烦躁不安。

小婴儿神经系统发育不完善，病原体入侵后，容易引起自主神经功能紊乱，胃肠蠕动亢进，因此小婴儿感冒常可出现呕吐、腹痛、腹泻、腹胀等消化道症状。据统计，2岁以下小儿发生的腹泻，有25%～39%由感冒引起。

小婴儿处于大脑迅速发育时期，其脑内兴奋系统和抑制系统处于相对不稳定状态，最易受外来因素的影响。其神经系统发育不完善，神经髓鞘还未形成，当遇到很强的外来刺激，如高热时，极易扩散，从而引起抽风，医学上称为热性惊厥。

此外，小婴儿感冒容易出现中耳炎、喉炎、支气管炎、肺炎等并发症。

**专家提醒：**

小婴儿感冒需要引起家长的格外注意，患病后尽早就医。

# 3 流行性感冒如何诊断

流行性感冒（简称流感）是流感病毒引起的急性呼吸道传染病，发病率高，易爆发流行，近百年来曾多次发生世界大流行。按抗原性，流感病毒可分为甲、乙、丙3型，甲型流感病毒常引起大流行，且病情较重；乙型和丙型引起流行和散发，病情相对较轻。由于流感病毒抗原性变化较快，人类无法获得持久的免疫力。流行病学资料显示，流感发病有较明显的季节性，北方一般在冬季，南方多在冬夏两季。流感常呈流行或大流行，还可沿交通线蔓延，传播迅速。其特点是短时间内突然出现大量病人，2～3周达到高峰，主要发生于学校、单位、工厂及公共娱乐场所等人群集中的地方。后期呼吸道并发症增多，尤其儿童及老年人常并发肺炎，病死率较高，一次流行6～8周，流行后人群重新获得一定的免疫力。而普通感冒则多为散在发病，无上述特点。

流感的传染源主要是流感患者，病毒具有较强的传染性，通过接触及飞沫方式传染，人群普遍易感。流感的潜伏期为1～3天，症状通常较普通感冒重。急性起病，以病人发热与全身中毒症状较重为特点，主要为突然出现的高热、寒战、头痛、头晕、全身酸痛、乏力等中毒症状，但鼻咽部卡他症状较轻。少数患者有食欲减退和腹痛、腹胀、腹泻水样便等消化道症状。实验室检查可有血白细胞正常或减低，淋巴细胞相对增加。年幼及老年患者和原有基础病或免疫功能差的病人感染流感，病情可持续发展，出现高热不退，全身衰竭、剧烈咳嗽、血性痰液、呼吸急促、紫绀、双肺有干啰音，X线检查可发现肺部阴影等一系列肺炎表现。因为原发性流感肺炎抗生素治疗无效，如治疗不及时，多于2周内死于呼吸衰竭。另外，流感还会有其他细菌感染和并发症的发生。所以，一旦得了流感，一定要到正规医院治疗，切不可自己买药乱服用，就医要及时，以免贻误治疗时机。

## 4 什么是胃肠型感冒

雯雯上幼儿园小班，下午从幼儿园回来就倒在床上，脸色苍白，晚饭也不想吃，勉强喝了几口粥，就都吐出来了，妈妈让她喝点水，可她把喝进去的水也吐了，时间不长就吐了7～8次，肚子也疼起来。爸爸妈妈带她去了医院，护士给雯雯测量体温，居然发烧了，体温38.5℃，医生说雯雯的嗓子红肿，血常规正常，是患了胃肠型感冒。雯雯妈说："我还以为雯雯在幼儿园吃坏了，是胃肠炎呢，怎么会是胃肠型感冒呢？"

所谓胃肠型感冒就是伴有胃肠反应的上呼吸道感染，中医称之为感冒夹滞。胃肠型感冒主要由柯萨奇病毒、腺病毒、环状病毒、副流感病毒等感染引起，以 6 个月～3 岁的婴幼儿居多。全年均可发生，但气温突变时较多发。孩子除了有发热、咽痛、流涕、咳嗽等呼吸道症状外，还伴有恶心、呕吐、腹痛、腹泻等消化道症状。往往消化道症状较为突出，而流涕、咳嗽等呼吸道症状较轻，也出现得晚。患儿一天排便多次，呕吐较剧烈，精神萎靡，严重时会导致脱水、电解质紊乱。化验血常规白细胞计数正常，中性粒细胞不高，大便常规也正常。

感冒出现消化道症状的机制可能有以下两点：

（1）咽部的炎症刺激咽侧壁的迷走神经，使其兴奋，引起胃肠痉挛、胃肠道蠕动加快，而致腹痛、腹泻、恶心、呕吐等。

（2）上呼吸道感染后咽部致病菌、病毒毒素随淋巴及血液播散至该区域淋巴结，并发急性肠系膜淋巴结炎引发炎症而致腹痛。

胃肠型感冒应注意与急性胃肠炎相鉴别。急性胃肠炎病人患病前常有不洁饮食史，恶心、呕吐较为剧烈，呕吐物常有刺激性气味，没有流鼻涕、咳嗽等呼吸道的症状，咽部无充血。化验血常规可有白细胞总数及中性粒细胞增高，便常规可见少许白细胞。

有些胃肠型感冒的孩子腹痛很剧烈，这时要和阑尾炎等外科急腹症鉴别。胃肠型感冒的腹痛虽然很剧烈，但多在脐周部，腹部软，无压痛，往往早期出现，大多为暂时性、阵发性。而阑尾炎的腹痛开始不固定，很快转移并固定在右下腹，有固定的压痛点，血常规提示细菌感染。

由于患儿呕吐、腹泻，体内会丢失较多的水分和电解质，因此要给孩子少量多次饮水，可以喝些少油腻带咸味的菜汤。如果孩子精神持续不好，发热、呕吐、腹泻较重，尿量减少，应及时去医院给予静脉补充液体和营养物质。

**专家提醒:**

　　胃肠型感冒发病后应去医院做血常规和粪便化验,必要时,还要进行肝功能等相关的检查,以排除肠炎、细菌性痢疾、传染性肝炎等疾病。

## 5 疱疹性咽峡炎属于感冒吗

　　七月流火,家里、幼儿园都热得开空调了。4岁的小颖昨天就有些发热,今天体温升到了40℃,而且什么东西都不吃,一直说嗓子疼,医生说小颖患了疱疹性咽峡炎,还说最近患这个病的孩子特别多。小颖妈妈问医生:"发烧、嗓子疼,不是感冒吗? 这疱疹性咽峡炎和感冒有什么关系呢? "

　　其实,疱疹性咽峡炎属于感冒,医学教科书上认为它是急性上呼吸道感染的一种特殊类型。本病病原体种类很多,以柯萨奇A组病毒(1~6,8,10,22)、疱疹病毒、EB病毒较多见。劳累过度、过敏体质、气温突变、身体受凉,或某些物理、化学因素等刺激,可使身体免疫能力低下,易患此病。

　　本病多见于3~10岁儿童,好发于夏秋季,有一定的流行趋势。潜伏期3~10天。多以突发高热开始,24~48小时可达高峰,升至39℃~41℃,伴头痛、咽部不适、肌痛等,婴幼儿常有流涎、呕吐、拒食,甚至发生高热惊厥。持续1~2天后,咽部出现疱疹,查看孩子的咽部,可见咽红、咽腭弓、软腭、悬雍垂的黏膜上可见数个至十数个2~4mm大小灰白色的疱疹,周围绕以红晕,1~2天后破溃形成小溃疡,疱疹也可发生

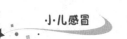

于口腔的其他部位。一般 3 天内退热，1 周左右痊愈。感染后能产生持久的免疫，但如感染柯萨奇病毒 A 组中的其他型病毒或其他肠道病毒也可能引起再次发病。

本病有自限性，西医主要是对症治疗，也可用一些清热去火的中药。咽部疼痛剧烈的，可以用淡盐水漱口，用 10% 硝酸银涂于溃疡处或用锡类散、冰硼散等吹播咽部以减轻咽痛症状。口服维生素 C 及维生素 B 等。抗生素对病毒性咽炎无效。但如有发热，应给予抗菌药物治疗，以便控制继发性细菌感染。

治疗期间，饮食上一定要注意保持清淡，要多喝温开水，多给孩子吃一些富含维生素的青菜、水果等，尽可能少吃煎、炸的油腻食品，尤其要注意不吃过热、过硬的食品。

**专家提醒：**

　　疱疹性咽峡炎为儿童夏季常见病，预防此病，家长要注意保持孩子个人和室内的卫生，尽量不带孩子去人多的公共场所。

## 6 咽结合膜热是怎么回事

　　放暑假啦，小豪开心地和同学们结伴去游泳，可几天后小豪和同学们先后出现了发热，嗓子疼，眼睛红肿、疼痛。小豪妈以为孩子们得了"红眼病"，但医生说是一种特殊的感冒——"咽结合膜热"。那么咽结合膜热是怎么回事呢？

　　我们知道，小儿感冒有两种特殊类型，其一为前面提到的疱疹性咽峡炎，另一种就是咽结合膜热。本病的病原体是腺病毒 3、7 型，常发生于夏秋季，见于学龄前期及学龄期儿童，可在集体儿童机构（幼儿园、学校）中流行。该病有时与小儿在不洁的游泳池里游泳有关。主要通过呼吸道接触的方式传染，带病毒的污水和唾沫等通过呼吸道进入胃肠道引起发病。

咽结合膜热以发热、咽炎、结合膜炎为特征。主要表现为高热，体温持续在39℃以上，咽痛、眼部刺痛，有时会有全身酸痛，精神萎靡，恶心、呕吐，食欲不振，大便秘结。医生检查患儿可见咽部充血明显，有白色点块状分泌物，周围无红晕，用棉签轻轻擦拭，可把这些分泌物擦下来。一侧或两侧眼结合膜充血、滤泡增生，还可伴有颈部、耳后淋巴结肿大，病程1～2周。如果孩子抵抗力差、过度劳累，还会出现心肌炎、中耳炎、肺炎等并发症，但是出现并发症的发病几率很低。

那么咽结合膜热和红眼病有什么不同呢？我们通常所说的"红眼病"在医学上称为急性结膜炎，是由细菌引起的，表现为两只眼睛均充血发红，尤其是有较多分泌物，清晨醒来时更为明显。另外，"红眼病"很少发高热。咽结合膜热与"红眼病"的主要区别是有高热、单侧眼睛充血和无明显眼分泌物。

由于咽结合膜热是病毒引起的，因此没有特效药，主要是采取退热、防感染和注意休息饮食等对症治疗。儿童患咽结合膜热要注意呼吸道隔离，毛巾、脸盆不能混用。最好卧床休息，多饮水，食物宜清淡易消化，高热时应采取降温措施，咽痛时含服咽喉片，眼结合膜炎用抗病毒的滴眼液。也可试用一些抗病毒药，如潘生丁、病毒唑、阿昔洛韦等，或用中药清热解毒类药物。病情较重或有继发细菌感染时，应在医生指导下使用抗生素。

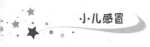

# 7 为什么小儿感冒发热会引起"抽风"

　　2岁的佳佳上午还兴高采烈地在游乐场玩耍，下午奶奶觉得他身上有点热，不一会儿就升到了39.5℃。奶奶急忙给他喂退烧药，可药刚喝进去没一会儿，佳佳就抽起来了。只见他两眼上翻，脸色发青，牙关紧闭，两只小手握得紧紧的，胳膊、腿都不停地抽动，叫他也没反应，奶奶慌了神，急忙掐他的人中，并抱起孩子就往附近的医院跑，路上佳佳哭了出来，抽风也就停止了。到了医院，医生给佳佳做了一系列检查后，诊断佳佳是热性惊厥。那么，什么是热性惊厥？为什么小儿发烧会出现热性惊厥呢？

　　热性惊厥是儿科最常见的急性惊厥。根据统计，3%～4%的儿童至少发生过1次高热惊厥。热性惊厥的发病机制至今尚未完全清楚。可能因为小儿大脑发育不完善，对刺激的分析、鉴别、抑制能力差，弱的刺激就能在大脑引起强烈的兴奋与扩散，导致神经细胞突然异常放电，引起惊厥。热性惊厥属于中医感冒夹惊、急惊风等范畴。小儿为纯阳之体，感受外邪后易于化热入里引发高热；而小儿肝常有余，柔不济刚，故热极生风，表现为惊风抽搐。

　　热性惊厥根据临床表现可分为单纯性和复杂杂性两种。

　　单纯性热性惊厥（又称简单型热性惊厥，或典型热性惊厥）的特点：

（1）年龄：6个月至4岁之间，5岁以后少见。

（2）发热：常突发于感冒等疾病的早期，见于体温骤升时（体温多在39℃以上）。

（3）发作形势：多为全身大发作形式。表现为意识丧失，双眼凝视、斜视、上翻，面色青紫，牙关紧闭，口吐白沫，四肢抽搐，呼之不应，有时有大小便失禁。

（4）持续时间：持续数秒钟或数分钟，一般不超过10分钟，24小时内无复发，惊厥停止后入睡，醒后神志清楚。发作前后神经系统检查正常。

（5）脑电图：惊厥停止后2周做脑电图检查正常。

（6）家族史：可有家族史或既往有热性惊厥史。

单纯性热性惊厥长期预后良好，对智力、学习、行为均无影响。随着年龄的增长和大脑发育逐步健全，一般不会再发生热性惊厥。

复杂性热性惊厥的特点：

（1）年龄：起病于任何年龄。

（2）发热：低热或无热时即出现惊厥。

（3）发作形势：惊厥呈明显局限性或明显左右不对称。

（4）持续时间：抽搐可持续15分钟以上，24小时内有重复发作。

（5）脑电图：惊厥停止2周后脑电图仍异常。

（6）家族史：可有家族史，既往有热性惊厥史及脑外伤、脑缺氧史等。

复杂性热性惊厥的预后较差，有1%～2%的患儿转为癫痫。

我们要知道除了热性惊厥以外，还有许多病也表现为发热、惊厥。常见的有各型脑炎、脑膜炎、急性感染性脑病、颅内出血、颅内肿瘤、急性小儿偏瘫、新生儿产伤、缺氧后遗症、全身代谢紊乱（如低血钙、低血镁、低血糖）、癫痫及中毒性痢疾等。所以医生往往会给发热、惊厥的孩子进行血常规、生化全套、脑电图、头颅CT等检查，必要时还要做

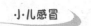

腰椎穿刺、遗传代谢病筛查等以进一步明确诊断。

**专家提醒：**

　　如果父母小时候曾有热性惊厥史，那么孩子发热时就要格外留心，以防发生热性惊厥。

##  8 感冒发热时孩子总说腹痛是怎么回事

　　5 岁的琨琨早晨起来喷嚏、鼻涕不断，还有些发烧，他还总说肚子疼，爸爸妈妈很紧张，生怕他得了阑尾炎，去医院检查后医生说琨琨只是感冒了，并没得阑尾炎。可琨琨妈妈感到很不解，感冒明明是呼吸道的事儿，怎么会出现肚子疼呢？

　　儿科医生在一天的门诊中会接诊不少发热、腹痛的患儿。小儿发热伴腹痛主要见于两大类疾病，一类是属于外科的急腹症，另一类是感冒、胃肠炎等内科病。其中以感冒引起的腹痛最常见。

　　那么感冒、发热时为什么会出现腹痛呢？首先是由于小儿神经系统发育不完善，发热时可引起自主神经功能紊乱，胃肠蠕动增加而出现腹痛。其次感冒后上呼吸道的病原体随淋巴及血液播散至该区域淋巴结，并发急性肠系膜淋巴结炎而致腹痛。另外，如果小儿有蛔虫等肠道寄生虫病，发热可使肠道内的寄生虫活动增加，也会引起腹痛。还有我们前面提到的胃肠型感冒也表现为发热、腹痛、呕吐。

　　感冒引起的腹痛有哪些特点呢？我们可以从腹痛发生的时间、部位、性质等方面来确定。首先，这种腹痛多在感冒的早期出现，往往 1 ~ 2天后就会随着感冒的好转而消失。其次，部位多在肚脐周围，也可出现在腹部的任何部位。其性质为阵发性，痛一阵可自行缓解。用手摸患儿的腹部，可发现腹部是软的，可在脐周有轻微的压痛，也可能无固定的压痛点。最关键的是孩子的精神好，一边嚷着肚子疼，一边玩得很欢快，如果是这种腹痛就不用着急啦。

当然有一些腹痛是需要引起家长重视的。急性阑尾炎是小儿最常见的急腹症，一般多以腹痛为最初表现，发热常在腹痛数小时后出现，开始体温不太高，随着阑尾病变的加重，体温可逐渐上升；腹部检查见右下腹固定性压痛，腹部肌肉紧张；血常规可见白细胞升高。急性肠梗阻在小儿时期也较多见，开始表现为阵发性腹部绞痛，伴有呕吐、不排便；继之则出现发热，体温随梗阻症状的加重而逐渐升高；腹部检查可发现压痛，或可触及肿块；通过腹部透视或立位平片可有助于诊断。此外，小儿急性腹膜炎、急性胰腺炎、急性胆囊炎、肠穿孔等急腹症亦以腹痛和发热为主要表现。小儿胃肠道炎症是临床的常见病，尤其多见于夏秋季节。小儿急性胃肠炎、细菌性痢疾等在临床都以发热和腹痛为主要表现，但同时可有腹泻、呕吐等症状，通过粪便化验检查可以确定诊断。

**专家提醒：**

小儿发热、腹痛时，家长应观察孩子的精神状态，并摸摸孩子的肚子，如果孩子精神好，肚子软软的，问题往往不大。如果孩子腹痛持续，肚子很硬，不让人摸，并且有固定的压痛点，就要赶紧上医院诊治，以免贻误治疗时机。

# 9 感冒会引起中耳炎吗

1岁的方方发烧，流鼻涕2天了，今天他一直哭闹，还总用手抓自己的右侧耳朵，妈妈带他去耳鼻喉科看病，医生说，方方患了中耳炎，如果不及时治疗会引起孩子听力下降。方方妈妈问："大人感冒没听谁说过得中耳炎的，是不是小孩感冒容易得中耳炎呢？"

中耳炎是儿童常见病之一，其中70%～80%都是由感冒引起。据统计，3/4的孩子在3岁以前至少经历过1次耳内感染，其中近一半的孩子可能会感染3次以上。为什么儿童感冒后容易患中耳炎呢？这与小儿头面部的解剖特点有很大关系。在中耳腔内，有一条细管子连接鼻部和咽部，医学上称为咽鼓管。它不仅仅是一个连接的导管，还具有调节中耳腔的压力、引流中耳分泌物的功能。成人的咽鼓管长而成角。小儿的咽鼓管比较短、宽且直，呈水平位，咽鼓管的鼻咽部开口端几乎与鼻底相平。此外，咽鼓管尚未形成生理狭窄。当小儿感冒时，鼻咽部的致病菌非常容易通过咽鼓管进入到中耳，引起中耳炎。再者，感冒时，鼻内黏膜受到刺激后，导致连接中耳、咽喉和鼻腔的咽鼓管肿胀，从而使内部通路变窄、积液排流能力降低。当耳部无法及时排除黏液时，那里就形成了细菌滋生的最理想的温床。

此外，小儿感冒时，会鼻塞、流涕，经常擤鼻涕，若擤鼻的方法不当，用力太猛时，常可使鼻腔内的分泌物及致病菌从咽鼓管进入到中耳，从而引起中耳炎。中耳炎一旦发病，会剧痛难忍。年长儿童会说耳痛、耳朵憋闷、发堵。小婴儿会烦躁、哭闹，难以入睡，用手抓自己的耳朵，大人若用手指轻轻按压孩子的耳朵，孩子会哭闹加重，或用手来自卫。另外，因重力的关系，将小儿抱立时，由于耳内的充血情况得到改善，疼痛常常有所减缓，这也可提示中耳炎症的存在。患中耳炎时孩子往往会突然发热，体温可升至37.8℃～40℃。如果耳朵中流出黄色、白色或者含有血迹的液体，说明原本留存于中耳的液体已经冲破了耳鼓膜。可以肯定地说孩子患上了中耳炎。

那么，除了感冒以外，还有哪些因素可以引起中耳炎呢？婴儿吐奶、呛咳，及不正确的擤鼻涕方式，给小儿掏挖耳朵，不小心损伤了外耳道黏膜或鼓膜导致了感染，也有可能蔓延到中耳发生炎症。还有报道认为，婴儿平躺着喝水、喝奶，水或奶会向鼻咽方向流入，有导致中耳炎的危险。所以，宝宝喝奶或其他饮料时，要将他的头抬高一些，并随时给他擦掉流出来的水或奶。

绝大部分中耳炎经过合理的治疗都能痊愈。但需要注意的是，化脓、疼痛等症状消失，并不意味着小儿中耳炎已经好了，必须要等听力完全恢复才算是康复。急性中耳炎继续发展，可能发展成分泌性中耳炎，分泌性中耳炎是儿童致聋的主要原因之一，且发病率有上升趋势，如果不治疗，或反复发作，中耳内分泌物中的毒素可能会引起内耳损伤，从而导致不可恢复的神经性耳聋，不仅影响到听力，其对语言、认知发育等也都会有影响。

**专家提醒：**

　　频繁的吸吮动作容易使病菌从鼻腔后端进入咽鼓管，增加孩子感染中耳炎的危险。因此应少给孩子含安慰奶嘴。

# 10 急性鼻窦炎和感冒有什么关系

4岁的点点3天前开始发烧，咳嗽，流鼻涕，现在她不发烧了，可流涕一直没好，并且鼻涕由最初的清涕变成了现在的黄脓涕，睡觉时鼻子不通气，觉睡不好，饭也吃不香。妈妈带点点去医院，医生用小儿鼻镜给点点做了检查，说她的鼻腔黏膜充血、肿胀，鼻腔内有大量脓涕，点点患了急性鼻窦炎。点点妈妈问医生："开始点点只是感冒，怎么会发展成鼻窦炎呢？"

所谓鼻窦是鼻腔周围面颅骨的含气空腔，左右共有4对：额窦、上颌窦、筛窦和蝶窦。鼻窦炎一般分为急性和慢性两类，急性鼻窦炎多由急性鼻炎导致；慢性鼻窦炎常因急性鼻窦炎未能彻底治愈或反复发作而形成。小儿上颌窦和筛窦较早发育，故常先受感染，额窦和蝶窦一般在2～3岁后才开始发育，故较迟受累。

那么，小儿感冒后为什么容易引起鼻窦炎呢？这是由于儿童鼻窦窦口相对较大，鼻窦黏膜与鼻腔黏膜相连接。感冒时病毒、细菌引起鼻腔黏膜感染，细菌易经窦口侵入鼻窦。另外，儿童鼻腔和鼻窦黏膜嫩弱，淋巴管和血管丰富，一旦感染，则黏膜肿胀较剧和分泌物较多，极易阻塞窦口，引起鼻窦通气和引流障碍。

急性鼻窦炎发病较急，往往在感冒后期出现鼻塞、流脓涕加重。患儿可有鼻塞、一侧或两侧流脓涕等局部症状，年长儿会述说头痛。如患额窦炎时，头痛在起床和上午较重，下午较轻，有时感到前额胀痛，咳嗽或擤鼻涕时疼痛加重，检查额窦时有明显压痛，有的儿童则诉牙痛或一侧面颊疼痛。

小婴儿则以全身症状为主。表现为高热、精神不振、呼吸急促、拒食，严重者会出现烦躁、抽搐。也经常伴有呼吸道感染症状，如咽痛、咳嗽，患儿大多不会准确述说症状，也不会擤鼻涕，因而鼻涕常倒流入气管、支气管，从而引起吸入性肺炎。

小儿额窦前壁骨很薄，在急性上颌窦炎时常可出现患侧面颊部肿胀。急性额窦炎一般与成人症状相似，若感染严重时可侵及眼眶引起睑结膜水肿，眼球也因此向下移位；急性筛窦炎时，局部症状大多不明显。如感染严重，内眦部可有红肿。儿童急性鼻窦炎有时可伴发急性中耳炎、上颌骨骨髓炎、血性鼻涕或关节疼痛等。

医生用小儿鼻镜做前鼻孔检查，可见患儿鼻腔黏膜呈急性充血、肿胀；鼻腔内蓄有大量脓涕。咽部检查可以看到咽后壁处有脓涕从鼻后孔流下。

鼻部 X 线摄片对 5 岁以下的小儿鼻窦炎诊断意义不大，须与临床症状、体征及病史结合方有参考价值。稍大儿童可见窦腔混浊，有液平面，黏膜增厚超过 4mm，或有息肉、黏液囊肿。A 型超声波检查及 CT 扫描对于诊断儿童鼻窦炎有较好的价值。

**专家提醒：**

因鼻窦与眼眶相近，鼻窦发炎会阻断眼眶附近的血液循环，造成深部的血管淤塞，鼻根部皮肤则呈现出暗青紫色。所以当发现孩子的鼻子根部发青，或有黑眼圈时，家长要警惕孩子是否患了鼻窦炎。

# 11 为什么孩子上幼儿园后总是患扁桃体炎

远远今年 5 岁了，从他上幼儿园起就总是患扁桃体炎。这两天他又发烧了，还嗓子疼，医生说他扁桃体又大又红，还有脓点。远远妈问医生："远远小时候挺好的，怎么 3 岁一过，越大越爱生病了，总是扁桃体发炎，每年都要犯七八次，这什么时候是个头啊？"

扁桃体因所在部位的不同分为腭扁桃体及咽扁桃体两部分。腭扁桃体就是我们平时所说的扁桃体，它呈卵圆形，形似扁桃，故称扁桃体。

扁桃体为淋巴组织，位于咽部两侧舌腭弓与咽腭弓间的扁桃体窝中，左右各一，表面有 10 ～ 20 个内陷的扁桃体隐窝。隐窝深入扁桃体内成为管状或分支状盲管，深浅不一，常有食物残渣及细菌存留而形成感染的"病灶"。急性扁桃体炎多数是细菌，也可以是病毒感染引起。如由细菌引起的急性扁桃体炎，患儿常突然出现 39℃～ 40℃的高热和剧烈的喉咙疼痛，孩子张口时，可以看到腭扁桃体红肿明显，严重时发生化脓，在扁桃体的表面可附有浅黄色的分泌物甚或形成一层薄膜。化验血象显示白细胞增高。病情较重的患儿，可引起颈部及颌下淋巴结的肿胀、疼痛。小儿患急性扁桃体炎时可引起中耳炎、副鼻窦炎、肺炎等并发症。如果是链球菌感染的扁桃体炎可合并风湿热和肾炎，应引起重视。

腭扁桃体到 1 岁末，随着全身淋巴组织的发育而逐渐长大，4 ～ 10 岁时发育达最高峰，14 ～ 15 岁时又逐渐退化。故扁桃体炎常见于年长儿，婴儿则很少见。远远 3 岁前因为腭扁桃体尚未发育完全，故很少患扁桃体炎。随着扁桃体的发育，患扁桃体炎的机会逐渐增多。一般而言，10 岁以后，扁桃体逐渐缩小，就会越来越少得扁桃体炎了。

咽扁桃体又称腺样体或增殖体，位于鼻咽顶部与后壁交界处，由于它的位置靠后，肿大时也看不到。腺样体 6 个月已发育，4 ～ 6 岁时为增殖最旺盛的时期，青春期以后逐渐萎缩。当腺样体组织异常增生肥大时，堵塞了上呼吸道，就会出现鼻堵、张口呼吸的症状，尤以夜间加重，出现睡眠打鼾、睡眠不安，患儿常不时翻身，仰卧时更明显。严重时可出现呼吸暂停，即小儿有短时间的呼吸停顿，甚至惊醒，变换睡姿后再入睡，使睡眠质量下降。同时因气道狭窄，使血液中氧饱和度不足，大脑处于慢性持续缺氧状态，孩子白天昏昏沉沉，精神欠佳，记忆力减退，学习成绩下降。长期鼻堵、呼吸不畅，还能影响心、肺功能，严重者可引起肺心病、心肌受损，甚至右心室心力衰竭。由于鼻堵呼吸不畅，长期的张口呼吸还可影响颌面骨的发育，形成特殊面容，即所谓"腺样体面容"，表现为上唇上翘，上齿外呲，上腭较高，表情呆滞。

**专家提醒：**

急性扁桃体炎的主要致病菌为乙型溶血性链球菌，因此往往需要使用抗生素治疗 10 ～ 14 天。

# *12* 为什么说喉炎是儿科急症

辰辰 1 岁多了，这几天有点流鼻涕，可是照样活泼可爱，奶声奶气地喊"妈妈，爸爸"让父母很开心。可是睡到半夜，辰辰突然哭闹起来，声音嘶哑，偶尔咳嗽几声，像是小狗在叫，摸摸他的额头，还有些热。考虑到已是深夜，爸爸想观察观察再说。可是辰辰的呼吸越来越急促，渐渐地声音几乎都发不出来了。爸爸妈妈紧张了，开车带辰辰赶到了儿科急诊，医生说辰辰得了急性喉炎，如果不及时治疗，会发生喉梗阻，甚至危及生命。辰辰爸爸妈妈惊出了一身冷汗。那么，急性喉炎和感冒有什么关系？为什么说急性喉炎是儿科的急症呢？

急性喉炎常见于 6 个月～ 3 岁的婴幼儿。由病毒或细菌感染引起，多继发于感冒。也可并发于麻疹、百日咳和流感等急性传染病。由于小儿喉部呈漏斗形，喉腔狭小，喉软骨柔软，黏膜下组织松弛，黏膜淋巴管丰富，发炎后易肿胀发生喉阻塞。小儿咳嗽功能不强，不易排出呼吸道分泌物，更使呼吸困难加重。因此，小儿急性喉炎的病情常比成人严重，若不及时诊治，可危及生命。

小儿急性喉炎起病急，症状重。典型症状为发热、咳嗽，是特殊的"空空"咳嗽，像小狗叫一样（医学上称为犬吠样咳嗽），声音嘶哑，吸气性喉鸣音和三凹征（医学上将胸骨上窝、锁骨上窝、肋间隙或上腹部软组织吸气时下陷称为三凹征）。该病白天轻夜间重，常在睡眠后骤然发作。病情重者可出现吸气期喉鸣及呼吸困难，烦躁不安、鼻翼扇动，出冷汗，面色苍白或发青，口唇发紫，甚至手指、足趾青紫，脉搏加快等表现。如果用间接喉镜检查，可见喉部、声带有不同程度的充血、水肿。若不及时治疗会发生喉梗阻，严重的喉梗阻如不进行气管切开，患儿会因窒息而亡。

**专家提醒：**

如果发现孩子有发热、犬吠样咳嗽、声音嘶哑，应当及时就医，千万不能抱有侥幸心理自己在家治疗，以免耽误治疗时机，造成严重后果。

## 13 小儿感冒会变成肺炎吗

萱萱2岁时由于患感冒没及时治疗得了肺炎。此后，只要萱萱一有咳嗽、流鼻涕，妈妈就带她上医院，生怕把孩子耽误了，再由感冒变成肺炎。那么，为什么小儿感冒容易发展成肺炎呢？什么情况下要警惕孩子患了肺炎呢？

我们知道，成人罹患呼吸道感染后往往局限在上呼吸道，很少发展成肺炎。儿童，尤其是小婴儿，很容易由最初的上呼吸道感染向下发展，演变成支气管炎、肺炎。这是与小儿的呼吸系统解剖特点密切相关的。小儿呼吸道比成人短、口径小、黏液腺发育不良，分泌黏液不足，较干燥，且纤毛运动能力差，不能有效地清除吸入的病原微生物。软骨柔软，缺乏弹力组织，支持作用薄弱，黏膜下血管丰富，不仅易导致感染，且容易出现呼吸道的阻塞。小儿肺的弹力纤维发育差，肺含血丰富，含气量相对较少，因而易发生感染。

另外，小儿的免疫功能低下。呼吸道分泌型 IgA 是黏膜局部抗感染的重要因素，然而，新生儿和婴幼儿呼吸道分泌型 IgA 水平极低，1 岁时仅为成人的 3%，至 12 岁才达到成人水平。同时，小儿呼吸道上皮细胞发育尚不健全，吞噬细胞的功能较差，导致感染难以局限。

由于上述原因，病原微生物很容易由上呼吸道长驱直入，侵犯到下呼吸道，由最初的感冒转变成肺炎。

那么，孩子出现哪些表现，家长要警惕孩子可能患有肺炎呢？孩子如果发热持续 3～4 天不退，咳嗽逐渐加重，咳嗽剧烈时引起呕吐，影响睡眠，甚至出现喘憋，呼吸困难，精神萎靡、不爱活动，食欲下降，家长就要警惕小儿患肺炎的可能，需尽快带孩子去医院就医。

**专家提醒：**

　　小婴儿肺炎的症状多不典型，发热不高，咳嗽不明显，有的仅表现为吐沫增多、呛奶、吐奶等，需特别引起家长重视。

## 14 小儿感冒会引起心肌炎吗

这是一个真实的病例。2009 年的一天，天津一名初三的女生在体育课 400m 跑步训练中，突然昏倒在地，被送往医院抢救无效而死亡。医生追问孩子的父母后得知，该女生在猝死前 10 多天患过感冒，猝死前 1 天出现胸闷、气短、乏力，且活动后症状加重。家长对这些症状并未在意，让其坚持上学。由于剧烈的运动，加重心脏的负担，发生心力衰竭而致死亡。医生最后确认夺走孩子生命的是感冒引起的心肌炎。那么，是不是感冒都会引起心肌炎呢？感冒与心肌炎有什么关系呢？

心肌炎是某种感染原引起的心肌炎性疾病。通常为病毒感染。引起病毒性心肌炎的有多种病毒，其中以引起上呼吸道感染的各种病毒较多见，尤以柯萨奇病毒最为常见。此外，细菌感染产生的毒素也可以引起心肌炎。我们知道，普通感冒只要经过及时有效的治疗，绝大部分可以自愈。那么什么情况下，感冒可引起心肌炎呢？

专家研究表明，有如下几点条件因子：①感冒合并细菌感染，如链球菌咽炎、化脓性扁桃体炎等。②发热。③过度劳累或剧烈运动。常见于中小学生，感冒后不注意休息，仍旧埋头学习，甚至参加剧烈的体育运动。猝死的女初中生就属于这种情况。④着凉。⑤缺氧。⑥营养不良。⑦使用激素。上述情况都可能使小小的感冒转变成心肌炎。

所以，在小儿感冒时或感冒后 1～3 周内，家长要细心观察，看孩子是否出现如下症状：

乏力多汗：患儿不爱玩或玩耍过程中常喊累。跑一会儿就停下来歇一会儿。爱让大人抱。比平时汗多、虚弱。

胸闷、气短、心慌、心前区疼痛：年长儿会自述上述症状，小婴儿则表现为叹气，长出气。

面色苍白，口周发青，呼吸困难：小婴儿还会出现烦躁，哭闹，双眼凝视，拒食，呕吐，软弱乏力。

如果出现以上症状，就应及时带孩子到医院检查，医生通过心电图、心肌酶、超声心动图等化验、检查即可确诊孩子是否患有心肌炎。

**专家提醒：**

患了心肌炎，一般需住院治疗。恢复期一般为 3 个月到半年。绝大部分患儿通过及时有效的治疗可以痊愈。

**小知识：**

目前医学界是根据 1999 年 9 月在昆明召开的全国小儿心肌炎、心脏病学术会议制订的《小儿病毒性心肌炎诊断标准》对病毒性心肌炎进行诊断的。标准如下：

1. 临床诊断依据

（1）心功能不全、心源性休克或心脑综合征。

（2）心脏扩大（X 线、超声心动图检查具有表现之一）。

（3）心电图改变：以 R 波为主的 2 个或 2 个以上主要导联（Ⅰ、Ⅱ、aVF、$V_5$）的 ST-T 改变持续 4 天以上伴动态变化，窦房传导阻滞，房室传导阻滞，完全性右或左束支阻滞，成联律、多形、多源、成对或并行性期前收缩，非房室结及房室折返引起的异位性心动过速，低电压（新生儿除外）及异常 Q 波。

（4）CK-MB 升高或心肌钙蛋白（cTnI 或 cTnT）阳性。

2. 病原学诊断依据

（1）确诊指标：自患儿心内膜、心肌、心包（活体组织检查、病理）或心包穿刺液检查，发现以下之一者可确诊心肌炎由病毒引起：①分离到病毒。②用病毒核酸探针查到病毒核酸。③特异性病毒抗体阳性。

（2）参考依据：有以下之一者结合临床表现可考虑心肌炎系病毒引起：①自患儿粪便、咽拭子或血液中分离到病毒，且恢复期血清同型抗体滴度较第 1 份血清升高或降低 4 倍以上。②病程早期患儿血中特异性 IgM 抗体阳性。③用病毒核酸探针自患儿血中查到病毒核酸。

3. 确诊依据

（1）具备临床诊断依据 2 项，可临床诊断为心肌炎。发病同时或发病前 1～3 周有病毒感染的证据支持诊断者。

（2）同时具备病原学确诊依据之一，可确诊为病毒性心肌炎，具备病原学参考依据之一，可临床诊断为病毒性心肌炎。

（3）凡不具备确诊依据，应给予必要的治疗或随诊，根据病情变化，确诊或除外心肌炎。

（4）应除外风湿性心肌炎、中毒性心肌炎、先天性心脏病、结缔组织病以及代谢性疾病的心肌损害、甲状腺功能亢进症、原发性心肌病、原发性心内膜弹力纤维增生症、先天性房室传导阻滞、心脏自主神经功能异常、β 受体功能亢进及药物引起的心电图改变。

4.分期

（1）急性期：新发病，症状及检查阳性发现明显多变，一般病程在半年以内。

（2）迁延期：临床症状反复出现，客观检查指标迁延不愈，病程多在半年以上。

（3）慢性期：进行性心脏增大，反复心力衰竭或心律失常，病情时轻时重，病程在 1 年以上。

# 15 小儿感冒会引起肾炎吗

一帆是一个小学四年级的男孩，2 周前得了化脓性扁桃体炎，妈妈给他吃了 4 天的消炎药后，他不发烧了，就停了药。可这几天妈妈发现每天早晨一帆的眼睛都有些肿，今天他的两条腿也肿起来了，小便鲜红，像洗肉水一样。妈妈慌了，母子俩赶到医院，经过一番化验、检查，医生诊断一帆得了急性肾炎，需要住院治疗。小儿感冒为什么会引起肾炎呢？什么情况下小儿感冒会引起肾炎？

我们知道，感冒是小儿的常见病，一般可以自愈，不会引起肾炎。但在某些情况下，如链球菌感染后的化脓性扁桃体炎，在扁桃体炎痊愈后 1～3 周，可诱发急性肾炎。这主要是 A 组 β 溶血性链球菌感染引起的上呼吸道感染，或皮肤感染后的一种免疫反应。其机制为抗原抗体结合形成免疫复合物，从而引起肾小球毛细血管炎症病变，发生急性肾小球肾炎。急性肾小球肾炎简称急性肾炎，以浮肿、血尿、蛋白尿和血压升高为主要症状。本病可发生于小儿的任何年龄，以 5 ～ 14 岁为多见，2 岁以下少见。男女比约为 2∶1。一年四季均可发病，每年 1、2 月份及 9、10 月份有两个发病高峰。

除 A 组 β 溶血性链球菌感染外，肾炎的病原体还有肺炎双球菌、金黄色葡萄球菌、疟原虫、真菌等。近年来，病毒感染所致者有增多的趋势。

本病在发病前 1 ～ 3 周常有急性扁桃体炎、皮肤脓疱病等先驱感染。开始有低热、头晕、恶心、呕吐、食欲减退等症状，易被家长忽略。浮肿和少尿是本病的特点，一般浮肿先从患儿的眼睑开始，逐渐扩展到全身。指压不凹陷，浮肿时尿量明显减少，甚至没有尿。

大部分患儿的血尿是肉眼看不见的，只有少部分患儿肉眼可见血尿。血尿的颜色有的呈鲜红似洗肉水样，有的似浓茶色。有高血压的患儿还表现为恶心、呕吐、头晕，如果血压上升过急，会出现许多严重的并发症。

发病早期患儿尿量显著减少，浮肿加重，呼吸急促，心率加快，烦躁不安，进而病情可急剧恶化，出现呼吸困难，不能平卧，面色灰白，四肢冰冷，频繁咳嗽，咳出粉红色泡沫样痰，说明患儿有心衰发生。

如果患儿在发病的早期头晕严重，恶心、呕吐，并出现一过性失明，严重者突然惊厥、昏迷，则为高血压脑病的表现。部分严重的病例在早期出现急性肾衰竭。以上这些情况，如不及时得到处理，后果不堪设想。

急性肾炎为自限性疾病，无特殊疗法，主要是对症处理，加强护理，注意观察。可在疾病初期给予青霉素 7 ～ 10 天。

**专家提醒：**

　　防治感染是预防急性肾炎的根本。减少呼吸道及皮肤感染，对急性扁桃体炎、猩红热及脓疱疮患儿应尽早、彻底地用青霉素或其他抗生素治疗。A组 β 溶血性链球菌感染后 1～3 周应定期检查尿常规，以便及时发现和治疗急性肾炎。

# 16 小儿感冒脖子歪是落枕吗

　　10 岁的家栋淋雨后出现发热、咽痛、流涕，妈妈给他吃了些感冒药，2～3 天后他不再发烧，嗓子疼痛也逐渐消失。可是早晨起床时他觉得脖子疼得厉害，转头有些困难，妈妈笑说家栋成了"歪脖子"，以为他是没睡好，"落枕"了，就给他揉了揉，以为过两天就好了。可是，家栋的脖子越来越疼，头都不敢扭了，妈妈只好带他去医院，医生说家栋患了寰枢关节半脱位，应赶紧采用牵引、手法复位等治疗，如果再拖下去，很可能需要手术治疗，甚至出现瘫痪。家栋妈妈很不解："感冒落枕怎么就成了寰枢关节半脱位，还有这么吓人的后果，这究竟是怎么回事呢？"

　　我们知道，人体躯干与头颅相连的第一节颈椎称为寰椎，第二节称为枢椎，它们之间的关节十分灵活，颈部 50% 的旋转活动由它们完成。寰枢关节周围的韧带对其稳定性有着决定性的作用。如果关节周围的韧带断裂或松弛，寰枢关节便会不稳定，甚至出现不同程度的脱位。

　　临床上，寰枢关节不同程度的脱位现象多见于儿童及青少年。这是因为小儿头颅相对较大，颈部肌群薄弱，韧带强度比成年人差，关节囊也较容易松弛。另外上颈椎前方紧贴咽后壁，感冒时，咽后壁的炎症可影响到寰枢椎的关节囊及周围韧带，使关节囊发生炎症，局部充血，韧带松弛，寰枢关节周围韧带较平时更易出现松弛。这时若加上睡姿不良或头部转动过于用力等外因，寰枢关节就很容易出现不同程度的脱位。另外，一些轻微的外伤，如上体育课时前滚翻姿势不当，或是头部受外力撞击致颈部韧带拉伤也易造成其脱位。

寰枢关节轻微脱位时，孩子可能不会出现临床症状，但脱位严重时就会出现手脚麻木、手足无力等脊髓压迫症状，有的还会影响到呼吸，严重时导致瘫痪甚至死亡。

要预防少儿寰枢关节脱位，最重要的是及时治疗各种上呼吸道感染引起的炎症，防止寰枢关节周围的组织出现继发性感染。对于体质差、脖颈细的瘦弱儿，家长更要加强护理。在孩子患感冒期间，勿让其做剧烈的游戏，避免头部转动时用力过猛。一旦出现疑似"落枕"的症状，切莫盲目自行推拿或用力帮孩子"掰脖子"，以免加重其脱位程度。

正确的做法是，应立即带孩子到医院检查。如确诊脱位，一定要在专业医生的指导下治疗。一般早发现，早治疗，预后都很好。中西医结合效果尤为明显，可在服用抗生素控制炎症的基础上，结合中医牵引、手法复位、中药外敷等方法，使关节及时复位，逐渐稳定在正常位置。

但如果在脱位后未能尽快予以正确的治疗干预，其周围的韧带、关节囊等软组织可能会发生挛缩，将关节固定在不良位置，使寰枢关节很难复位。即使通过手法、牵引将其硬性复位，在解除外力后，也会立即弹回到原来的脱位状态，甚至越来越严重。如果寰枢关节不能复位，不仅会引起颈痛、活动受限，部分患儿甚至还有瘫痪的风险。

为了防止更严重的后果，需做手术才能解决问题。手术一般是将寰枢椎复位固定植骨融合，融合后就不会再发生脱位了。但寰枢椎之间的运动功能丧失，颈椎的旋转功能会受到一定程度的影响。所以手术只能说是牺牲颈椎的一定生理功能换来寰枢椎的稳定，避免进一步的脊髓神经的损伤。

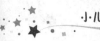

**专家提醒：**

　　如果发现孩子在清晨醒来后感到颈痛或是脖子歪，家长应密切观察，并仔细回想孩子 1 ～ 2 周前是否出现过感冒引起的咽炎、牙龈炎、鼻窦炎、扁桃体炎一类的症状，或问清其头部有无受过外力的撞击，如果有，应尽早到医院排除寰枢关节脱位的可能。

# 17 小儿感冒后总说腿疼是怎么回事

　　3 岁的钧钧感冒 1 周了，妈妈给他吃了感冒药后，他烧退了，咽痛、咳嗽也消失了。可是今天早上起来，他突然不愿下地走路了，勉强走几步，居然一瘸一拐的，抱起他来，一碰他的右侧髋部，他就哭起来，说腿疼。爸爸妈妈带钧钧去医院骨科就诊，医生说钧钧得了"髋关节滑膜炎"。钧钧妈妈想知道：这个病和感冒有什么关系，严重吗？

　　小儿髋关节滑膜炎又叫暂时性滑膜炎、一过性滑膜炎、激惹髋、小儿闪髋症。多在感冒后发病。虽然吃药后感冒症状好了，但感染物进入血流，经血流刺激骨关节滑膜，引起滑膜充血、渗出等急性炎症，导致髋关节滑膜炎发生。发病原因可能与病毒或细菌感染、创伤及变态反应（过敏反应）有关。有人在患儿静脉血及关节腔液中分离出病毒，并认为小儿髋关节滑膜炎是病毒感染后的炎症反应。许多医生报道，患儿起病前有上呼吸道感染或肠道感染史。也有人认为髋关节长时间单一动作，超量运动，可致慢性无菌性炎症改变而出现髋关节滑膜炎。

　　本病的发病范围可自生后数月至 18 岁，好发于 3 ～ 10 岁儿童，一般男孩多于女孩。往往发病急，病程短，无明显全身症状。大多为一侧髋关节发病。多数患儿突发髋部疼痛、跛行，严重者患肢功能障碍，伴同侧大腿内侧及膝关节疼痛，婴幼儿有时表现为烦躁不安、夜间啼哭，被动活动患肢时哭闹更加明显。医生检查髋关节周围，有深压痛，髋关节呈屈曲、外展畸形，内旋障碍明显，患肢呈假性变长。X线检查髋关节囊软组织阴影增厚，关节间隙增宽，无骨质破坏。彩超检查提示髋关节间隙增宽，关节腔有少量积液。

小儿髋关节滑膜炎是一种良性自限性非特异性炎症。卧床休息及下肢皮肤牵引是本病最基本的治疗方法。卧床休息能避免滑膜进一步受刺激，而皮肤牵引能降低髋内压。治疗时皮肤牵引患肢固定在外展位。患儿应卧床免负重直到髋关节疼痛消失，活动范围恢复正常为止。

**专家提醒：**

感冒期间或感冒后的 1～2 周，尽量避免体育运动或上蹿下跳，以免诱发髋关节滑膜炎。患儿最好在症状消失后再休息 7～10 天，并在发病后 2 个月和 6 个月各做一次复查。

## 18 小儿感冒后脖子上总能摸到小疙瘩是怎么回事

李女士的女儿 2 岁半了，1 周前患了感冒。现在感冒好了，可是李女士无意间摸孩子的颈部，发现两侧都有好几个小疙瘩，有黄豆粒大小，皮肤外观没什么变化，按一按也不疼，轻轻推一下，还能动，这是怎么回事呢？是肿瘤吗？还是什么别的病？李女士很紧张。到医院后，医生说是淋巴结炎，不要紧，可李女士还是不放心。医生只好给孩子做了一系列化验、检查，包括血常规、血沉、病毒检测、结核菌素实验、胸片等，证实只是普通的淋巴结炎。医生建议先不用药，观察观察。又过了一段时间，孩子颈部的淋巴结慢慢消退了。

儿科医生在临床工作中经常能碰到像李女士这样的妈妈。确实，大多数母亲一看到孩子颈部淋巴结肿大，首先想到的是肿瘤，肿瘤的确也是引起孩子淋巴结肿大的一个原因，不过，感染才是更为多见的原因。颈部淋巴结炎多数是由感冒引起的。

我们在自己的颈部、腹股沟和腋下等处，可见到或摸到形似黄豆或蚕豆大小的肿块，并能活动，这就是淋巴结。人的颈部是淋巴结分布最多的地方，少则数个，多则数十个。在正常情况下不容易摸到，只有当发生疾病时才能摸到肿块。脸前部、鼻和口腔、咽部发炎时，细菌或毒素可由淋巴液随着淋巴管流入颌下、颈部淋巴结，从而发生颈部、颌下淋巴结炎。

为什么小儿容易发生颈部、颌下淋巴结炎呢？首先，婴幼儿的淋巴组织丰富，颈部、颌下是淋巴组织分布最多的地方，它们是保护头部的"天然屏障"，肩负着阻止病菌侵入人体的重任。但小儿淋巴结发育不够成熟，结缔组织少，淋巴滤泡尚未成熟，被膜较薄，因而屏障作用也较差。其次，小儿感冒发生较频繁，口腔与咽喉细菌感染的机会较多。当患有上呼吸道感染、扁桃体炎或口腔疾病时，病毒、细菌会通过淋巴管进入颈部、颌下淋巴结，生长繁殖，兴风作浪，发生急性炎症。小儿得了颈部、颌下淋巴结炎后，最初的表现是发热、食欲减退、烦躁及哭闹等。几天之后，则可出现脖子歪斜，活动颈部时会剧烈哭闹，同时在颈部、颌下可摸到肿大的淋巴结，表皮可有发红，严重时红肿的范围可侵及颈部，且少数患儿可有气管压迫而发生呼吸困难。也可因细菌毒素而并发败血症，甚至危及患儿的生命。有的因为病程长，肿大的淋巴结变软，摸上去有波动感，这说明淋巴结已经化脓，必须手术排脓。

但很多情况下，小儿淋巴结炎表现较为轻微，仅在感冒时出现颈部、颌下淋巴结肿大，无明显的红肿热痛，感冒症状消失后还会持续一段时间，无需特殊处理，这些肿大的淋巴结就会慢慢消失。

**专家提醒：**

　　患了淋巴结炎，还要和 EB 病毒感染、结核感染、结缔组织病及肿瘤等疾病相鉴别。因此，发现孩子淋巴结肿大，最好还是先到医院就诊。

## 19 感冒发烧时间长会把孩子烧成肺炎吗

　　豆豆 3 岁了，这几天有点流鼻涕，发烧，妈妈给他喂了退烧药，他出汗后就退了烧。可服用退烧药 4～5 个小时后豆豆就又烧起来，这种情况已经有 2 天了。看着孩子通红的小脸，急促的呼吸，妈妈很紧张：听人说感冒发烧时间长了，会烧成肺炎，豆豆会不会烧成肺炎了？

　　其实，这种说法是不恰当的，因果关系颠倒了。小儿肺炎并不是烧出来的，是因为小儿患了肺炎出现了发热，而非发热引起了肺炎。

　　孩子患感冒后，如果抵抗力低下，或入侵的病毒、细菌毒力强大，感染可以向下蔓延，由上呼吸道感染转化为气管 - 支气管炎或肺炎，出现咳嗽、咳痰、胸痛、气急等症状。

　　除上呼吸道感染外，其他部位的感染，如尿路感染、肠道感染、脑炎、皮肤感染等也可引起发热。当病变严重，发生败血症时，也会波及肺部，引起肺部感染。大概这就是人们以为发烧会"烧"出肺炎、"烧"坏肺的原因。其实，发热与咳嗽一样，不过是一种症状，是疾病的一个普遍表现，而不是原因。那些肉眼看不见的病原微生物，才是真正的

"罪魁祸首"。

许多患感冒的孩子，虽然发热，但是身体状况很好，感染一直局限在上呼吸道，并不向下呼吸道及肺部蔓延；所以发热并非一定会"烧"出肺炎或"烧"坏肺。也有一些患有气管－支气管炎或肺炎的孩子，并没有发热，或只有感觉不出的低热。

虽说发烧会烧成肺炎的说法不正确，但家长还是要警惕，当孩子发烧、咳嗽超过 3 ～ 4 天，而且精神越来越差时，就要及时带孩子去医院就诊，看孩子是否由最初的上呼吸道感染变成了支气管炎，或肺炎。

## 20 发烧会把孩子脑子烧坏吗

3 岁的秀儿今天下午开始发烧，鼻子不通气，还有点轻微咳嗽，妈妈给她喂了感冒药，秀儿的体温一直没怎么降，到了半夜烧得更厉害了，体温达到了 39.5℃，妈妈担心这样会把秀儿的脑子烧坏，急忙带孩子赶到了儿科急诊，医生检查后说秀儿只是普通感冒，没什么大不了的，可是秀儿妈妈还是不放心，难道这么高的体温不会把孩子的脑子烧坏吗？

有很多家长一看到孩子发烧就很着急，生怕发烧会把孩子烧坏，急忙给孩子服用退烧药，孩子烧退了，家长也就放心了。有的家长甚至把退热药作为常规治疗药物，每日定时服用。其实，因感冒而发热属于机体的正常反应，发热本身不仅正常，而且也是必要的机能。从某种意义上说，发热对机体是有利的。发热是人体对致病因子的一种重要的防御反应。炎症引起发热时，血管扩张，血液加快，局部和全身新陈代谢加强；肝脏解毒能力增强，可以抑制致病微生物在体内生长繁殖；血液中的白细胞和其他淋巴细胞消灭病原微生物的能力提高，可以促使炎症消退。因而，对于 38℃ 以下的发热，不必匆匆降温退热。见烧就退，可能掩盖病情，不利于疾病的诊断治疗。

在一般情况下，发热对小儿的脑细胞没有直接的损害。只有当体温超过41.4℃以上时，脑部才会有受到损伤的危险。有些婴幼儿高热有时会发生惊厥，这主要是由于婴幼儿的大脑发育尚不完善，兴奋容易扩散，导致神经细胞异常放电所致。有的患儿在急性感染过程中会有中毒性脑病表现。这种情况的出现，并不是因为高热损伤了脑细胞，也不是病原体直接侵入脑组织所致。中毒性脑病的发生与感染中毒、人体对毒素的过敏反应、缺氧、脑水肿、水电解质代谢紊乱等因素有关。

所以说，一般而言，发热不会把孩子的脑子烧坏。即使在小儿发热过程中出现惊厥、脑病等表现，也并非都是由于发热所致。

# 21 流涕、鼻塞一定是感冒吗

秋天到了，天气一天天凉起来，斌斌这几天每天早晨起床都要打几个喷嚏，拿小手揉揉鼻子，弄了一手的鼻涕，妈妈给斌斌吃了些感冒药，稍有好转，可一个星期过去了，斌斌仍有喷嚏、流涕，晚上睡觉鼻子堵得厉害，妈妈于是带斌斌去看病，医生说斌斌可不是感冒，而是得了过敏性鼻炎。那么，如何区分感冒和过敏性鼻炎呢？

感冒是由病毒、细菌感染所致，主要表现为鼻塞流涕，偶尔喷嚏，伴有咽痛、咳嗽等，可以出现程度不同的发热、头痛、全身酸痛等症状，往往是渐渐起病，消失也慢，感冒多有接触史而无过敏史。感冒患者初期由于鼻黏膜血管充血扩张，腺体分泌增加，会流清水样鼻涕，3～5天后黏膜的渗出物淤积于黏膜表面，形成脓性黏液分泌物。

过敏性鼻炎是由吸入过敏原引起的，典型症状是阵发性喷嚏、鼻痒、流清水样鼻涕，可有鼻塞和嗅觉减退，一般没有发热、怕冷等全身不适，发病快，消失也快。许多患者在清晨起床时易发作，白天频频流涕，晚上鼻塞，以至影响睡眠。儿童由于无法表达，经常表现为推、揉鼻子、做鬼脸等。过敏性鼻炎的发病率在10%～40%，并且有逐年增加的趋势。过敏性鼻炎的患儿往往有家族或个人过敏史，过敏性鼻炎患儿本人及家庭成员中除过敏性鼻炎外，还可能患有湿疹、荨麻疹及哮喘等过敏性疾病。

**专家提醒：**

过敏性鼻炎和哮喘是"同一气道，两种疾病"。过敏性鼻炎患儿如果不及时治疗会逐步发展为哮喘。有调查显示，儿童哮喘患者93%有鼻炎，成人哮喘患者58%有鼻炎，哮喘患者中过敏性鼻炎的发病率是78%，普通人群中过敏性鼻炎的发病率为5%～20%。过敏性鼻炎患者中哮喘的发病率为38%，而普通人群中这一发病率为3%～5%。国外对1836名大学生的调查显示，过敏性鼻炎的哮喘发生率明显高于非过敏性鼻炎患者。因此患了过敏性鼻炎一定要尽早治疗，尤其是有家族或个人过敏史的孩子要提高警惕。

## 22 哪些疾病貌似感冒

7岁的致远平时身体很棒，前天开始他就有些发烧，流鼻涕，没精神，妈妈想孩子感冒了，就给他吃了退烧药，体温退下来之后，致远的精神却还是不怎么好，想睡觉。渐渐他的体温越来越高，有时甚至超过了40℃，并且总说自己头疼，今天睡了一整天，还呕吐了好几次，什么东西也吃不进去，爸爸妈妈这才急了，赶紧送致远去医院。儿科医生立即给致远做了血液及脑脊液等一系列化验、检查后，明确告诉致远父母，孩子得了脑炎，如果再拖下去，可能会出现昏迷，甚至危及生命。致远爸爸妈妈紧张极了，孩子看起来是普通感冒啊，怎么也没想到是脑炎。那么，还有哪些疾病貌似感冒呢？我们应该如何加以鉴别？

有许多疾病的早期表现都类似感冒，常见的需要鉴别的疾病有以下几种：

1. 流行性感冒　简称流感，由流感病毒、副流感病毒引起。有明显的流行病史，局部症状较轻，全身症状较重。常有高热、头痛、四肢肌肉酸痛等，病程较长。

2. 急性传染病早期　感冒常为各种传染病的早期症状，如麻疹、水痘、风疹、流行性脑脊髓膜炎、百日咳、猩红热等。结合流行病史、临床表现及化验、检查等往往可做出诊断，但在早期往往难以鉴别，需观察孩子病情的变化，才能加以区分。

3. 急性阑尾炎　感冒伴有腹痛的患儿应注意与急性阑尾炎鉴别。阑尾炎的腹痛常先于发热，腹痛以右下腹为主，呈持续性，有固定的压痛点、反跳痛及腹肌紧张，化验血常规提示白细胞及中性粒细胞增高。

4. 过敏性鼻炎　某些学龄期或学龄儿童"感冒"症状如流涕、打喷嚏持续超过2周或反复发作，而全身症状较轻，则应考虑过敏性鼻炎的可能，如有家族或个人过敏史的孩子更应警惕。

**专家提醒：**

　　孩子有发烧、流鼻涕时作为家长不要只想到感冒一个病，还应好好观察孩子，及时发现蛛丝马迹，以免贻误孩子的治疗。

## *23* 什么是幼儿急疹

冬冬已经 6 个月了，从出生就没得过病。可是最近 3 天，他每天都发烧，体温最高甚至达到了 40.2℃，好在孩子精神不错，吃奶也不少。妈妈带他去附近的医院看病，医生说是感冒，给开了清热的小中药，可每次退烧药的作用一过，冬冬还是会烧起来。今天早上，冬冬终于不烧了，可满身都是红色的小疹子，妈妈急忙带他去儿童医院就诊，医生说冬冬得的是幼儿急疹，疹子出来病就好了，冬冬妈妈这才放心了，可什么是幼儿急疹呢？是由感冒发展而来的吗？

幼儿急疹也叫婴儿玫瑰疹，是由人类疱疹病毒 6、7 型引起的一种小儿急性出疹性疾病。传染源主要是患有该病毒感染的人，常是由呼吸道带出的唾沫传播所致。幼儿急疹多为散发病例，一般不具有传染性和流行性，没有明显的季节性，没有种族及性别差异。本病 90% 发生于 2 岁以下的婴幼儿，7～13 个月龄为发病高峰期，3 个月前和 4 岁以后少见。幼儿急疹的潜伏期为 5～15 天，平均 10 天左右。

患儿常突起高热，体温在 39℃～40℃。但除发热外，患儿往往精神好，没有别的症状。有的孩子可有食欲减退、恶心、呕吐、轻微咳嗽、烦躁、大便稀等症状。少数患儿于高热初期可发生惊厥。医生检查仅见咽部轻度充血，枕部、颈部及耳后淋巴结肿大。发热持续 3～5 天后，体温突然下降，一般 24 小时内降至正常，热退后或体温下降同时开始出皮疹。皮疹首见于躯干，然后迅速波及全身。本病的皮疹为淡玫瑰红色，直径 2～4mm，初起时散在分布，之后相邻近的皮疹可以融合成大片，皮疹主要集中于颜面、颈部及躯干，四肢相对较少，肘膝以下及掌跖部多无皮疹。24 小时内皮疹出满，1～2 天后皮疹开始消退，不留色素沉着及脱屑。化验血常规可见周围血白细胞减少，淋巴细胞分类计数较高。

幼儿急疹早期诊断有一定困难，往往只能诊断为感冒，只有等发热 3 天，热退疹出，见到本病的特异性皮疹才能确诊。但国外有学者研究发现，89.5％的患儿在发热期间其悬雍垂根部两侧出现溃疡。因此，悬雍垂根部两侧溃疡对幼儿急疹可能具有早期诊断意义。另有文献报道，约 14.9％的患儿在发热 3 天内可有囟门较饱满（应注意与颅内感染区别）。

**专家提醒：**

孩子得了幼儿急疹不要过于紧张，滥用药物。本病一般不需要什么特殊治疗，主要是对症处理。如果孩子体温超过 38.5℃时可采取物理降温，并适当应用退热剂，防止高热惊厥。可以给孩子服用一些抗病毒的药物及清热解毒的中药。无需使用抗生素。多给孩子喝水，补充足量水分，并给予易消化食物。幼儿急疹预后良好，一般疹子出来，病就好了。

## 24 小儿感冒需要做哪些化验、检查

7 岁的欢欢昨天有些流鼻涕，嗓子疼，今天出现发热，妈妈带她去医院看病，医生让欢欢化验血常规和 C 反应蛋白。可欢欢妈妈想赶快开点药就回去，不愿意去化验室耽误时间。那么，小儿感冒都有必要化验血常规吗？小儿感冒需要做哪些化验、检查呢？

小儿感冒发热初期，由于热型不典型，加之抗生素的大量应用，热型往往被打乱，这样医生就很难根据热型来判断发热的原因。同时在开始发热时，有些疾病的特有症状和体征尚未表现出来，使医生很难找出诊断的依据。而且小儿发热涉及的疾病较多，单纯根据一个发热症状很

难判断究竟是哪一种疾病。因此，对高热的患儿有必要做一些化验检查。

白细胞计数与分类是小儿感冒发热时最基本的一项检查。因为白细胞是人体的重要防御系统，不同的病原微生物侵入人体后，血中相应的白细胞数量就会发生变化。如白细胞总数增高，中性粒细胞增多，常提示细菌感染的可能性。如白细胞总数不增高，淋巴细胞相对增多，常提示病毒感染的可能性。C反应蛋白的结果对感冒的诊断也很有参考价值。C反应蛋白阳性，往往提示细菌性感染。阴性多是病毒感染。有些患儿发热的同时还伴有腹痛、腹泻、恶心、呕吐等消化道症状，这时要检查大便常规，必要时做便培养，有时还要进行肝功能检查。如果这些化验都正常，可能孩子就是胃肠型感冒，如果有异常，则可能是感染性腹泻、肝炎等疾病。如果怀疑肺炎支原体感染，应检查肺炎支原体抗体。怀疑传染性单核细胞增多症，应该做异型淋巴细胞、EB病毒抗体、肝功能、腹部彩超等化验、检查。这些化验、检查可以帮助医生做出诊断，以免把其他的疾病误认为是感冒。

有必要的话，可用免疫荧光法、酶联免疫吸附检测法、血清学诊断法和病毒分离和鉴定，以判断病毒的类型，区别病毒和细菌感染。细菌培养判断细菌类型和药敏试验。

如果小儿反复感冒，还应检查体液免疫功能 IgA、IgG、IgM，细胞免疫功能，及化验查血锌、铜等微量元素。

**专家提醒：**

孩子患病后，最好听从医生的建议，不要自作主张，以致贻误病情。

## 25 中医将小儿感冒分为哪几种类型

中医将感冒分为以下四种主要类型：

1.风寒感冒　主要是外感风寒之邪所致。多在深秋、冬季及初春寒冷季节发病。主要症状有鼻流清涕，喷嚏，轻微咳嗽，怕冷，不发热或发热而体温不高，无汗，头痛或身痛，咽部红肿不明显，舌淡红，苔薄白，脉浮紧或指纹浮红。

2.风热感冒　主要是感受风热之邪所致。多在春末、夏初发病。主要症状有发热重，恶风，有汗或少汗，头痛，鼻塞，鼻流浊涕，喷嚏，咳嗽，痰稠色白或黄，咽红肿痛，口干渴，舌质红，苔薄黄，脉浮数或指纹浮紫。

3.暑邪感冒　多为感受暑热之邪所致。主要发病于夏季。主要症状有发热，无汗或汗出热不解，头晕、头痛，鼻塞，身重困倦，胸闷，泛恶，口渴心烦，食欲不振，或有呕吐、泄泻，小便短黄，舌质红，苔黄腻，脉数或指纹紫滞。

4.时邪感冒　相当于西医所谓的流行性感冒。多在流行季节发病。主要表现为起病急骤，全身症状重。高热，恶寒，无汗或汗出热不解，头痛，心烦，目赤咽红，肌肉酸痛，腹痛，或有恶心、呕吐，舌质红，舌苔黄，脉数。

**专家提醒：**

　　小儿感冒的辨证分型并非一成不变，如发病早期为风寒感冒，中期可有热象，疾病后期则会出现虚证的表现。

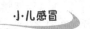
## 26 小儿感冒常兼有哪些症状

小儿感冒后常见有一些兼夹症状，主要有以下三种：

1.感冒夹痰 小儿感冒时兼见咳嗽较剧，痰多，喉间痰鸣。属风寒夹痰者痰白清稀，恶寒，无汗，或发热，头痛，舌淡红，苔薄白，脉浮紧或指纹浮红；属风热夹痰者痰稠色白或黄，发热，恶风，微汗出，口渴，舌红，苔薄黄，脉浮数或指纹浮紫。

2.感冒夹滞 小儿"脾常不足"，感冒后外邪伤脾，脾胃运化功能失调，导致患儿食欲减退，加之小儿乳食不能自知，饥饱不能自调，家长生怕孩子病后营养缺乏，往往给孩子喂过多的肥甘厚味，导致乳食积滞，食滞中焦。表现为脘腹胀满，不思饮食，呕吐酸腐，口气秽浊，大便酸臭，或腹痛泄泻，或大便秘结，小便短黄，舌苔厚腻，脉滑。食滞中焦则脘腹胀满，不思饮食，呕吐，或见泄泻；食积化腐，浊气上升则口气秽浊，大便酸臭。

3.感冒夹惊 小儿"肝常有余"，热扰心神，内动肝风，而见惊惕哭闹，睡卧不宁，甚至骤然抽风，舌质红，脉浮弦。相当于西医的高热惊厥。

## 27 如何区分风寒感冒和风热感冒

3岁的淘淘从昨天起开始发热，打喷嚏，流黄色黏稠的鼻涕，有时说自己嗓子疼，妈妈去药店买了治疗感冒的中成药，准备给淘淘吃。可回家仔细一看，药品说明上说适用于风寒感冒，风热感冒慎用。淘淘到底是属于风寒，还是风热呢？淘淘妈妈拿不准了。那么，到底如何区分风寒感冒和风热感冒呢?

我们一般可以从以下几点来区分风寒感冒和风热感冒。见下表。

| | 风寒感冒 | 风热感冒 |
|---|---|---|
| 病因 | 外感风寒之邪 | 感受风热之邪 |
| 发病季节 | 深秋、冬季及初春寒冷季节 | 春末、夏初 |
| 恶寒程度 | 恶寒,怕冷 | 不恶寒,恶风 |
| 发热 | 不发热,或发热较为轻微 | 发热重 |
| 鼻涕 | 鼻涕清稀,色白 | 鼻涕黏稠,色黄 |
| 咳嗽 | 轻微咳嗽,痰白而稀薄 | 咳嗽,痰黄而黏稠 |
| 出汗 | 无汗,或 | 有汗 |
| 口渴 | 口不渴 | 口干而渴 |
| 咽喉 | 咽痒,咽喉无红肿 | 咽痛,咽喉红肿 |
| 舌象 | 舌质淡红,舌苔薄白 | 舌质红,舌苔薄黄 |
| 脉象 | 脉浮紧 | 脉浮数 |
| 指纹 | 指纹浮红 | 指纹浮紫 |

由于小儿为纯阳之体,感受外邪之后容易化热,所以临床上以热证感冒较为多见。从上述的分析我们可以看出淘淘很可能是患了风热感冒。

**专家提醒:**

小儿感冒的中医辨证需要专业的中医师才能很好地分型。如果误将治疗风寒感冒的药物给风热感冒的患儿喂服,不但无效,很可能还会给患儿造成不必要的伤害。所以家长不要以为中药没什么副作用,随便给孩子服药。

# NO.4

# 小儿感冒的最新中西医治疗方法

# 1 西医如何治疗小儿感冒

王小姐年初生了个小宝宝，宝宝身体一直很好，半年过去了，几乎没有生过病。王小姐听人说半岁以后，孩子就开始爱闹毛病了，最常见的是感冒。王小姐想知道孩子得了感冒，应该怎么处理，一般情况下医生会采取哪些措施，这样才会心中有数。那么，西医是如何治疗小儿感冒的呢？

西医治疗感冒分一般治疗、抗感染治疗以及对症治疗三大部分。

一般治疗是指注意休息，保持良好的周围环境，多饮水和补充大量维生素 C 等。同时防止交叉感染及并发症。

抗感染治疗，需根据感染原的不同分别采取抗病毒、抗细菌药物治疗。因感冒绝大多数是因病毒感染引起，故一般不需用抗细菌药物（抗生素）治疗。目前尚无治疗病毒感染的特效药，通常医生会给开利巴韦林（商品名为新博林、奥得清等）以抗病毒。如果是细菌性感冒或病毒性感冒继发细菌感染者，可选用抗生素治疗，常选用青霉素类、头孢菌素类、复方新诺明及大环内酯类抗生素。若证实为链球菌感染，或既往有风湿热、肾炎病史者，青霉素疗程应为 10 ～ 14 天。

最后是对症治疗。是指孩子有什么症状就给予什么处理。高热时口服退热药，或物理降温。高热惊厥时给予镇静、止惊等处理。咽喉疼痛可口服含片。

**专家提醒：**

　　小儿感冒是自限性疾病，即使不给予特殊治疗，绝大多数孩子也会在 5 ～ 7 天后自然痊愈。

## 2 小儿常用的感冒药有哪些

　　3 岁的小鹏早晨起来开始流鼻涕，打喷嚏，鼻塞，还有些轻微的咳嗽，妈妈给他量了体温，还好没有发烧。晚上小鹏鼻子堵得厉害，翻来覆去睡不着。妈妈急着去家门口的药店去买药，面对着种类繁多的感冒药，小鹏妈犯了愁，到底该选哪一个呢?

　　小儿感冒药按其组成成分分为：西药组方的感冒药，中药组方的感冒药，中西药合剂的感冒药三大类。常用的组方搭配有：

　　1. 含解热镇痛成分的感冒药　如对乙酰氨基酚、阿司匹林、布洛芬、双氯芬酸钠、氨基比林，其中尤以对乙酰氨基酚最为常用，这种成分专门对付感冒时的发热、疼痛症状。

　　2. 含减轻鼻腔充血成分的感冒药　如盐酸伪麻黄碱、盐酸麻黄碱。原先大量使用的盐酸苯丙醇胺已被禁用，这种成分主要用来减轻感冒时鼻塞、流涕、喷嚏等症状。

　　3. 镇咳感冒药　如氢溴酸右美沙芬、盐酸二氧异丙嗪等。感冒引起的咳嗽频繁者使用复方甘草合剂、咳必清;咳嗽痰多，痰液黏稠，则可加用必嗽平;这类成分中常常涉及植物药成分。

　　4. 含抗组胺成分的感冒药　使上呼吸道的分泌物干燥和变稠，减少打喷嚏和流鼻涕，同时具有轻微的镇静作用，如氯苯那敏（扑尔敏）和

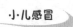

苯海拉明等。

5. 含清热解毒中药成分的感冒药　如人工牛黄、野菊花、金银花、黄芩、连翘等。

另外，在临床治疗中根据需要还常常选用抗病毒治疗和（或）抗菌治疗。因此在市场上所见的形形色色的感冒药，实际上可能包含抗生素和抗病毒的成分。

市面上出售的感冒药往往含有上述成分中的一种或多种。如儿科最常用的小儿氨酚黄那敏颗粒（商品名有护彤、好娃娃等）含有对乙酰氨基酚、人工牛黄、氯苯那敏，可以减轻小儿发热、鼻塞、流涕等症状。如果孩子没有发热，最好不要服用本品，以免造成孩子出汗过多。伪麻美沙芬滴剂（商品名为艾畅）的成分为伪麻黄碱、右美沙芬，主要适用于感冒引起的鼻塞、流涕、咳嗽等症状的对症治疗，没有发热的感冒可以选用。在常用感冒药当中，很多含有相同的成分，应尽量避免合用，以免造成成分含量增加引起不良反应。选择感冒药，最好要针对感冒导致的具体症状对症用药，这样才能尽快痊愈。

**专家提醒：**

　　家长给孩子使用感冒药时一定要仔细阅读说明书，注意其中的成分。选药时一看是否能针对孩子的主要症状，二看是否有使用禁忌证，三看有什么副作用。

## 3　小儿感冒发热一定要用退热药吗

平平感冒了，早上妈妈给他量了体温是 38.6℃，吃了退热药，很快热退了。可是下午平平又烧起来。妈妈带他去医院看病，医生说平平就是普通感冒，给他开了些药吃。晚上平平睡着了，半夜妈妈不放心，给他一测体温，红线直逼 39℃，妈妈吓坏了，把平平喊醒，又赶到了医院，让医生无论如何都要把平平的烧先退下来。发烧真的这么可怕吗？感冒发烧一定要用退烧药吗？

我们知道，发热是小儿常见的临床症状。在多数情况下，发热是身体和入侵病原作战的一种保护性反应，是人体正在发动免疫系统抵抗感染的一个过程。有不少家长一见到孩子发热就惊慌失措，以为孩子一定是得了什么重病。其实，发热并不一定就意味着病重。体温的异常升高与疾病的严重程度不一定成正比。发热的生理机制实际上是白细胞发现了入侵的病原，于是就释放出蛋白质，产生一种内源性致热物质，这种物质刺激丘脑的下部，使体温调节失常，从而引起发热。人体的免疫系统在体温较高的时候，战斗力会得到增强，机体中会有许多有利的变化发生，如白细胞增多，网状内皮系统的机能包括吞噬作用、抗体的生成，肝脏的解毒作用等都增强。而不少细菌和病毒在温度较高的情况下，进攻的能力也会降低。人体每一次发热，都会给免疫系统一次锻炼的机会。

在一般情况下，如果只是发热而没有其他明显的不适，不服用退热药反而更好。这样，既可以使医生通过了解热型及发热程度做出确切诊断，又保护了机体的自然防御能力。使用退热药就会损伤到机体的白细胞，破坏了人体的这种正常的生理反应，减少或抑制了产生抗体的效果。通俗一点说，就是减轻了机体的抵抗力，产生负面效应，只有坏处没有好处。当然，如果孩子有热性惊厥的病史，一发热就抽搐，或体温超过 39℃，过热会使机体各项功能受累，就需及时使用退热药。

**专家提醒：**

　　有些小诊所为了满足家长快速退热的要求，常常使用地塞米松等激素，这样短期内体温可以下降，但停药后体温会再次升高，最严重的是可能会掩盖甚至加重病情，给孩子带来不必要的伤害。

# 4 小儿感冒发热时如何选用退热药

　　3岁的婉婉下午开始流鼻涕，稍有点咳嗽，晚上吃饭时变得没精神，不想吃东西，不一会儿，小脸通红，奶奶给她夹了体温表，5分钟后一看，39.2℃。于是奶奶催着婉婉爸爸去买退烧药。婉婉爸爸到了药店，销售人员拿出好几种退烧药让他选，可婉婉爸爸却犯了难，不知道该买哪一种。

　　目前医院和药房出售的退热药有数种，剂型有水剂、片剂、栓剂和针剂四种，很多家长在选择时往往无所适从。下面将临床常用的几种退热药作一下介绍：

　　🡒 布洛芬

　　商品名：美林、恬倩、臣功再欣、托恩等。

　　用法：可用于婴幼儿的退热，缓解由于感冒、流感等引起的轻度头痛、咽痛及牙痛等。按体重一次5～10mg/kg，需要时每6～8小时可重复使用，每24小时不超过4次。

　　优点：它和对乙酰氨基酚是世界卫生组织（WHO）推荐的两种退热药之一，也是较为安全的退热药。退热平稳且持久，控制退热时间平均约6小时，最高可达8小时。而且它对于39℃以上的高热退热效果比对乙酰氨基酚要好。布洛芬适用于 6 个月以上儿童。

缺点：有轻度的胃肠道不适，偶有皮疹和耳鸣、头痛、影响凝血功能及转移酶升高等，也有引起胃肠道出血而加重溃疡的报道。还有报道说它在脱水、血容量低和心输出量低的状态下偶见可逆的肾损伤，过量服用可能有中枢神经系统抑制、癫痫发作等副作用。

### 对乙酰氨基酚（又名扑热息痛）

商品名：泰诺林、百服宁、安佳热等。

用法：每千克体重 10 ～ 15 毫克 / 次，每 4 小时 1 次，每 24 小时不超过 5 次。

优点：吸收快速而完全，口服 30 分钟内就能产生退热作用。副作用相对比较小，对胃肠道基本没有刺激，对血小板功能以及凝血功能没有影响，没有肾毒性，所以安全性比较高。对 2 岁以下的孩子，医生通常习惯用这种药物。而且它可与牛奶、果汁同服。该药是世界卫生组织（WHO）推荐 2 个月以上婴儿和儿童高热时首选退热药。

缺点：退热虽然起效快，但控制体温的时间相对其他药物要短，控制退热时间为 2 ～ 4 小时。

### 尼美舒利

商品名：瑞芝清。

用法：儿童常用剂量为 5mg/（kg·d），分 2 ～ 3 次服用。

优点：根据已发表的学术论文，专家们将尼美舒利和布洛芬进行比较，发现尼美舒利突出的优点是较少有消化系统不良反应。因为它对肝损害的发生率比较低（约 1/100 万），所以，在临床中常被广泛应用于炎症性发热疼痛的治疗。

缺点：近年来全球已有多起与应用尼美舒利有关的重度肝脏损害的报道。2002—2005 年，西班牙、土耳其、爱尔兰等国家已将该药撤出市场。目前我国已禁止用于儿童。

**赖氨匹林**

商品名：来比林。

用法：肌内注射或静脉注射。儿童一天按体重 10 ～ 25mg/kg，分 2 次给药。

优点：解热作用强，起效快，作用缓和而持久，可避免口服阿司匹林和布洛芬对胃肠道的刺激。由于布洛芬和对乙酰氨基酚均为片剂、水溶液及混悬液（滴剂），没有静脉注射及肌内注射剂型，所以对于口服药物困难的孩子，医生也常选择这类药。

缺点：因为含有阿司匹林，长期应用可能诱发瑞氏综合征，有的会诱发过敏性休克和哮喘重度发作。所以 16 岁以下的儿童都应该谨慎使用，应用时应注意询问过敏史。需要注意的是，这类药有明显的剂量依赖性，即随剂量上升而疗效上升，所以要防止过量用药，否则会引起肝脏损害。

**柴胡注射液**

中药柴胡提取的注射剂，该药退热作用较慢且弱，副作用少。规格为每支 2mL。用量：3 岁以内小儿每次肌内注射 1/3 ～ 1/2 支，大于 4 岁每次 1 支。

**安乃近**

属于吡唑啉基类活性药物，规格有注射剂和片剂。主要副作用为肾毒性、胃肠道出血、严重皮疹，致死性粒细胞缺乏为其最严重副作用。目前 27 个国家禁止或限制使用安乃近，但国内有的地方医院还在使用，值得引起人们高度重视。

**阿司匹林**

是一种古老的退热药，1899 年开始使用。其退热作用较强，但副作用大，主要为胃肠道出血，血小板减少，其最严重副作用是瑞氏综合征，病死率为 30%。另外，患有哮喘的孩子不宜服用阿司匹林，阿司匹林可能会加重哮喘的症状。英国明确规定，16 岁以下儿童禁用阿司匹林。目前该药在国内儿科也趋于淘汰。

### 复方氨基比林

又叫安痛定，该药是注射剂，是临床上最常用的一种强效退热药。该药中含有的氨基比林可导致外周血中白细胞减少，若在短期内反复多次注入本品易致急性颗粒性白细胞缺乏症。对某些患儿来说，本药可诱发急性溶血性贫血，发生皮疹等副作用。此外，如注射本品剂量过大会使孩子出汗过多，体温骤降，易引起虚脱。因此，儿科专家指出，复方氨基比林婴幼儿禁用，年长儿慎用。

有关研究证明，退热药的疗效由大到小依次是：布洛芬、对乙酰氨基酚、安乃近、复方氨基比林和阿司匹林。最普遍使用的是含扑热息痛的糖浆，该药短期使用常规剂量副作用轻微，可作为首选退热药。必须提醒您的是，半岁以内儿童发热时不宜使用退热药来降低体温，而应该选用物理降温，如松开包被，洗温水澡等。当患儿拒绝口服药物时，退热栓剂用来塞肛门，由肠道吸收，退热效果迅速，非常方便，但要注意要小剂量给药，切忌反复多次使用，造成退热过度，引起体温陡降或腹泻。不同的退热药最好不要同时使用，不要自行增加剂量，否则会使患儿出汗过多，导致虚脱、低体温（$\leq 36℃$），甚至休克。

给孩子选用退热药时，可使用一种退热药，也可选择两种药物交替使用。比如交替使用对乙酰氨基酚和布洛芬。这样，不但可以减少每种药物在 24 小时内的使用次数，还能减少药物的副作用。如第一次使用了对乙酰氨基酚，下一次就可以服用布洛芬。

**专家提醒：**

给孩子使用退热药后，一定要给孩子多喝温开水，尤其是用药后的前半个小时。这样才会协同药物一起发挥作用，通过发汗而起到降温的作用。

另外，3 个月以下的小婴儿要慎用退热药。

# 5 如何给孩子进行物理降温

几场秋雨过后，天气骤然凉了。1岁的珠珠晚上睡觉踢开被子，着了凉，早晨起来打喷嚏、流鼻涕，到了晚上发起烧来，体温一直在39℃左右。想起各种报道里说的退烧药的副作用，珠珠妈妈决定选择更安全的物理降温给孩子退烧。她从柜子里拿出一瓶高度白酒，直接倒在毛巾上，给珠珠进行全身擦拭。擦了一遍又一遍，1小时后体温终于降下来了，女儿也渐渐地安静了。本以为高烧退了，可以放心了。可珠珠妈妈突然发现女儿面部发青、口唇发红、手脚冰凉、呼吸困难，怎么也叫不醒。珠珠妈妈吓呆了，珠珠爸爸立即开车和珠珠妈妈一道送孩子去儿科急诊。

经检查，珠珠体温35.2℃，四肢冰凉、瞳孔缩小，被确诊为酒精中毒，需住院观察，中毒原因是珠珠妈妈自认为安全的酒精擦浴。那么到底应该怎样进行物理降温呢？

物理降温法是使用物理的方法降低患儿的体温，常用的有头部冷敷、温水擦浴、酒精擦浴、冷盐水灌肠等方法。冷敷可以使血管收缩，有降温、减少脑细胞耗氧量和镇静的作用。酒精可通过皮肤血管扩张，增强皮肤血管散热能力，使全身的热量发散，从而降低体温。温水浴主要是通过扩张血管而达到散热降温作用。这些方法做起来一般都很简单，没有药物降温的那些不良反应。因此，在孩子发热的时候，家长最好先选用一些物理降温方法。但是方法不当，物理降温同样可以造成不良后果，甚至出现上述珠珠那样的危急情况。下面介绍几种常用的物理降温方法。

### 头部冷敷

适合小儿的一般发热，体温并不特别高的孩子。有冷湿敷或枕冰袋两种方法。冷湿敷是将毛巾用凉水浸湿后，敷在小儿前额或大血管走行（腋下、颈部、大腿根）处，每10～15分钟更换一次，注意避免冷水将患儿的衣被弄湿和水流入身体其他部位。枕冰袋是将碎冰块（碎冰块占冰袋1/2～1/3量）装入冰袋内，再装入少量冷水，用手压出空气，盖紧盖子，擦干袋子后，外边用布套包裹，置于头部或颈部两侧大血管流经处。最近几年有市售的冰帽，或冰贴可以更方便家长使用。

患儿出现寒战、皮肤发花时应立即停止冷敷。

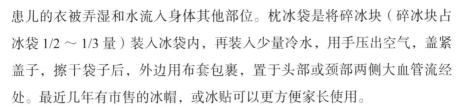 温水擦浴

适合于高热患儿的降温。在温水擦浴前最好先在患儿头部放置一个冰袋，这样既有助于降温，又可防止由于擦浴时表皮血管收缩，血液集中到头部引起充血。方法是用32℃～34℃的温水擦拭患儿的全身皮肤。擦浴时用力要均匀，不可过度用力，并轻轻按摩以促进血管扩张。擦至腋窝、腹股沟、腘窝等血管丰富处停留时间应稍长些，以助散热。四肢及背部各擦浴3～5分钟即可。胸前部、腹部、后颈等部位对冷的刺激较敏感，不宜擦浴。温水擦浴后用大毛巾将患儿包好，让患儿舒适平卧，并多饮温开水。

出疹的孩子发热不要用温水擦浴降温。

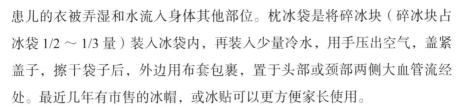 酒精擦浴

适合于发热较高的患儿。酒精擦浴需选用25%～35%的酒精100～200mL，酒精温度应保持在30℃左右。目前的医用酒精，浓度多在75%左右，如果直接用于擦浴或者稀释不够或方法不正确，很容易导致酒精中毒。如果是75%的酒精，要加一半的凉白开，比如50mL酒精加50mL凉白开。如果家里没有酒精，也可以用普通白酒代替，但一定要注意根据白酒度数适当稀释。比如65度二锅头的酒精含量也是非常高的，它的稀释方法和酒精差不多。擦浴时间一般为15～30分钟。操作前先置凉毛巾于患儿头部，以助降温，并可防止擦浴时表皮血管收缩、血液集中到头部而引起脑组织充血。擦浴时，首先将蘸有酒精的棉球拧至半干，自患儿颈部一侧开始，沿上臂外侧至手背，再从腋窝沿上臂内侧至手掌，擦完后，用干毛巾拭干皮肤上的酒精。同法擦浴另一侧后，让

病人侧卧，擦浴背部。背部擦完后开始沿大腿外侧擦至足背，再从腹股沟沿大腿内侧擦至足心，擦完用干毛巾拭干皮肤，最后穿好衣裤，半小时后测量体温。若体温降至39℃以下，即可取下头部湿毛巾，让患儿充分休息。

需要注意的是，在酒精擦浴过程中，禁擦前脸、腹部及颈后等对冷刺激敏感部位，同时要密切观察患儿全身情况，若出现寒战、面色苍白、脉搏细弱或呼吸异常，应立即停止擦浴，以防发生意外。麻疹等出疹性疾病及皮肤破损者不宜采用酒精擦浴。另外，3个月以内的孩子不能采取此方法降温。

### 🐛 冷盐水灌肠

冷盐水灌汤的降温效果显著，但不适合家庭中操作。方法是取生理盐水200～300mL，温度以4℃～6℃为宜，将肛管用甘油等润滑油擦拭后插入肛门，再将准备好的盐水用注射器注入或灌入，灌入后需用手将患儿肛门夹紧10分钟左右，以防盐水排出。

**专家提醒：**

如果物理降温不能使孩子体温下降，还是要采取药物降温，尤其是对那些有高热惊厥史的孩子。

## 6 小儿感冒咳嗽一定要用止咳药吗

2岁的青青这两天早晨起来流鼻涕，打喷嚏，还有几声咳嗽，似乎喉咙里还有点痰。妈妈不放心，带青青到医院去看病，医生诊断青青患了普通感冒，开了一种治感冒的中成药。可青青妈妈还要求医生再给青青开点儿止咳药，说是早点把咳嗽压下去，免得发展成气管炎、肺炎。青青妈妈的想法对吗？

我们知道，咳嗽是一种正常的生理防御反射，是人体用以消除呼吸道分泌物、渗出物、侵入呼吸道异物的一种保护性动作。当呼吸道感染时，呼吸道内的分泌物等刺激呼吸道黏膜里的感受器，冲动通过传入神经纤维传到延髓咳嗽中枢，引起咳嗽。患儿开始做短促的深吸气后，声门和会厌立即紧闭，呼吸肌、肋间肌和膈肌快速猛烈收缩，使肺内高压的气体通过声门喷射而出，就成为咳嗽。随着急速冲出的气流，呼吸道内的异物或分泌物被排出体外。由此可见，咳嗽动作可以起到清除异物、消除呼吸道刺激因素、保持呼吸道通畅的作用，对人体是有益的。

所以当患儿呼吸道分泌物较多时，应尽量发挥咳嗽的作用，以利于排痰，而不应该使用镇咳药。尤其是3岁以下的孩子咳嗽反射能力较差，痰液不容易排出，如果这时给予较强的止咳药，会导致痰液不能顺利排出，而大量蓄积在气管和支气管内，从而造成气管堵塞。

虽然咳嗽是一种重要的生理防御机制，但对人体也有一定的不利影响。咳嗽可把气管病变扩散到邻近的小支气管，使病情加重。另外，持久剧烈的咳嗽可影响休息，还易消耗体力，并可引起肺泡壁弹性组织的破坏。频繁咳嗽还可引起呕吐，影响孩子的睡眠。

那么，什么情况下需要使用止咳药，什么情况下又无需使用止咳药呢？

1.感冒引起的咳嗽一般较为轻微，多为轻度刺激性干咳，这时无需使用止咳药。

2.犬吠样咳嗽，伴有声音嘶哑，甚至呼吸困难，多是急性喉炎，需立即去医院救治，不要使用止咳药以免掩盖病情。

3.因气管异物引起的剧烈咳嗽，应立即前往医院抢救，也不能使用止咳药。

4.咳嗽、痰多的患儿应在使用化痰药的同时使用止咳药。

5. 剧烈的、阵发性的干咳，无痰，影响患儿睡眠时，可以用镇咳药。

6. 过敏性咳嗽，可在使用抗过敏药的同时使用镇咳药。

镇咳药根据其作用机制分为两类：

1. 中枢性镇咳药　直接抑制延髓咳嗽中枢，使其对外周传来的刺激不敏感，而发挥镇咳作用。对于各种原因引起的咳嗽都有一定效果。多用于癌症、急性肺梗死、左心衰竭引起的咳嗽。常用药物有可待因、咳必清、咳美芬、咳平。

2. 外周性镇咳药　又称末梢性镇咳药。通过抑制咳嗽反射弧中的感受器、传入神经、传出神经或效应器中任何一环节而发挥镇咳作用。对刺激性干咳或阵咳效果较好，常用的如咳宁、甘草片、复方甘草口服液等。

还有些药物兼有中枢性和末梢性双重镇咳作用。如二苯哌丙烷（咳快好）。

当孩子感冒咳嗽较频繁，伴有鼻塞，尤其是夜间频咳影响睡眠时，儿科医生经常会使用非那根。非那根又称异丙嗪，是吩噻嗪类抗组胺药，也可用于镇吐、抗晕动以及镇静催眠。小剂量时无明显副作用，但大量和长时间应用会出现副作用。较常见的有嗜睡，较少见的有视物模糊或色盲、头晕目眩、口鼻干燥、耳鸣、胃痛或胃部不适感、反应迟钝（儿童多见），亦可出现兴奋、易激动、烦躁、幻觉、震颤、昏迷或惊厥。儿童服用此类药物易发生锥体外系反应，严重时可出现呼吸暂停，甚至猝死。此外，非那根的镇静作用有可能误导家长，误将不良反应当做疗效好的表现。世界卫生组织提出警告：非那根禁用于 2 岁以下儿童，禁止作为镇咳药物来使用。所以，2 岁以下小儿应慎用含有非那根的止咳药。

其实感冒引起的咳嗽，常常在 1～2 周痊愈。家长可以加强护理，如保持房间空气湿润，给孩子多喝温开水，或口服中药治疗。

**专家提醒：**

　　服用止咳糖浆后，最好不要急于喝水，让糖浆附着在咽部黏膜上，形成一层保护膜，可减弱对黏膜的刺激，减少不适感。有助于止咳。

# 7 小儿感冒后输液治疗好得快吗

　　2岁的可儿上午有些发热，打喷嚏，奶奶带她去家附近的医院看病。医生给可儿做了体检，并化验血常规后，告诉可儿奶奶，孩子就是普通感冒，回去吃药，过几天就好了。傍晚，可儿的爸爸妈妈下班后发现可儿还在发烧，于是他们又带着可儿去了儿童医院，排了2～3个小时的队，又化验了血常规和C反应蛋白，医生说可儿就是感冒，又给开了一些药，嘱咐可儿爸爸妈妈在孩子发烧时先吃退热药降温。深夜3点，守在可儿身边的妈妈看到孩子小脸通红，一测体温39℃。于是，爸爸妈妈不顾一身疲惫，心急火燎地带孩子又跑到另一家医院，让医生赶快给可儿输液，快点让孩子好起来。输液能让小儿感冒快点好起来吗？

　　首先，我们了解一下，什么是输液。静脉输液又名打点滴或者挂水。是指将大剂量注射液由静脉输入体内以补充体液、电解质或提供营养物质。同时输液是通过静脉给药的方法，将所需的药物由静脉快速进入人体。

　　世界卫生组织指出的用药原则是"能口服的不肌注，能肌注的不输液"。这是因为输液本身会带来一定的安全风险。主要有以下几点：

　　1.口服药物进入胃部后，有一个人体吸收接纳的过程，最安全。对小儿屁股进行肌内注射的话，会造成肌肉的萎缩，所以现在儿科医生很少给孩子肌内注射。输液方式会导致进入体内的药没有接收过程，省略了体液免疫以及细胞免疫环节，药液直接经由血液进入心脏。要是有伤害，会当即爆发并且十分凶险。

2.任何质量好的注射剂都达不到理想的"零微粒"标准，注射剂微粒会在体内积蓄。

3.输液药物直接进入血液，易将病毒细菌带入体内。针头穿透皮肤屏障，直接把药液输入血液中，需要严格的无菌处理。如果药液在生产或储藏过程中被污染，或者没有使用一次性针头，或者针刺部位的皮肤没有消毒好，就有可能让病毒、病菌进入体内，轻则引起局部发炎，重则病原体随着血液扩散到全身，引起败血症，会有生命危险。如果医疗环境中不能做到完全无菌，则会导致交叉感染。

4.输液药物的不良反应强烈，严重会导致休克甚至死亡。静脉输液也比口服药物更容易出现药物不良反应，特别是过敏反应。如果是口服，药物中能引起过敏的杂质可能就在消化道中被消化掉，或无法被身体吸收，但是静脉输液时这些杂质却直接进入了血液，严重的能引起过敏性休克甚至死亡。近来媒体频频出现患者因为使用了中药注射液而突然死亡，就是这个原因引起的，还曾有媒体曝光某医院在输液瓶中发现黑色絮状物。

其次，我们看看感冒的孩子如果输液，会输些什么？目前国内大小医院给感冒患儿输注的药物绝大部分是抗生素、抗病毒药物这两大类。我们知道，感冒95%以上是因病毒感染引起的，目前尚无治疗病毒感染的特效药，利巴韦林等常用的抗病毒药物，静脉使用副作用大，国际上不推荐常规使用。研究表明抗生素（所谓的消炎药）对病毒感染无效，也没有预防细菌感染的作用。

给本不必使用抗生素的孩子使用抗生素，就是滥用抗生素，会造成细菌耐药，当真正重症感染来袭时，常用抗生素都耐药，造成无药可选，后果相当可怕。同时滥用抗生素会给孩子带来不必要的伤害。由于孩子的各种器官发育还不成熟，抗生素很容易给他们稚嫩的器官造成损害。例如许多抗生素都是通过肝脏代谢的，滥用抗生素就容易造成肝脏功能的损害，又如氨基糖苷类抗生素容易造成孩子耳聋和肾损害；喹诺酮类药物如环丙沙星等对孩子软骨有潜在损害；氯霉素则可导致骨髓抑制和灰婴综合征。再者，滥用抗生素容易引起肠道菌群失调，使微生态紊乱，甚至引起真菌或耐药菌感染，例如鹅口疮、念珠菌肠炎、全身性念珠菌、曲菌感染等。还有，滥用抗生素增加了药物引起人体过敏的机会。研究表明，儿童哮喘病的增多，与年幼时滥用抗生素有很大关系。

综上所述，一方面，输液未必能让小儿感冒快点好起来；另一方面，输液还会让孩子承担很多风险，甚至带来不必要的伤害。

当然，如果孩子感冒确实合并了细菌感染，如化脓性扁桃体炎、中耳炎、鼻窦炎、支气管炎等，应该选用抗生素时，必须及时、足量、按病程正规使用抗生素。

### 小资料

1999 年上海儿童医院、北京儿童医院做了一次调查，资料表明，门诊就诊患儿已使用抗生素者80%～85%，普通感冒患儿90%～98%均使用了抗生素。

据报道，2009 年中国医疗输液 104 亿瓶，相当于 13 亿人每人输了8 瓶液，远远高于国际上 2.5～3.3 瓶的水平。在西方国家，输液是仅对急救患者、重症患者和不能进食的患者使用的"最后给药方式"；而在中国，输液简直成为一种就医文化，好像不输液就治不了病。民众的医疗观念长期受错误引导，以致大部分人患上"输液病"。

发达国家对抗生素的管理非常严格，医生很少给病人开抗生素。第25 届世界儿科大会上得出结论：越是经济落后的国家，滥用抗生素越严重。

##  8 为什么美国不允许药店出售2岁以下小儿感冒咳嗽药

2007年10月，美国消费者保健协会（CHPA）代表非处方药（OTC）生产企业宣布，从此不在药店中出售2岁以下的OTC感冒咳嗽药。美国食品和药品管理局（FDA）建议，2岁以下的孩子不要服用止咳和抗感冒药物。此后，英国、加拿大、澳大利亚等国相继出台了相关法令，要求谨慎给小婴儿使用感冒咳嗽药。婴幼儿使用感冒咳嗽药的安全性迅速成为全球儿科药学界的热点问题，媒体的报道和炒作更加剧了广大患儿家长的困惑和不安。那么，感冒咳嗽药真的不能给孩子吃了吗？孩子感冒时该用什么药呢？

当孩子感冒时会出现发热、鼻塞、流涕、咽痛、咳嗽等不适症状，家长往往急于给孩子减轻这些不适，于是就会选用感冒咳嗽药。感冒咳嗽药常常含有抗过敏药、减充血药、镇咳药、祛痰药、解热镇痛药等成分，这些成分可以有针对地缓解不同的症状，从而减轻孩子的不适，家长也可随之安心。但我们要知道，感冒咳嗽药对引起感冒的病毒本身并无任何的治疗作用，仅限于缓解症状。

感冒咳嗽药多是复方制剂，一种药含有多种成分，不同的感冒咳嗽药往往是以下药物成分的不同组合。常见的成分有：使鼻腔黏膜血管收缩的减充血药——伪麻黄碱、麻黄素、去氧肾上腺素（新福林）、羟甲唑啉、塞洛唑啉；抗过敏药——苯海拉明、氯苯那敏、异丙嗪、曲普利啶、抗敏安；镇咳药——右美沙芬、福尔可定，以及祛痰药——愈创甘油醚、吐根剂等。以伪麻黄碱、麻黄素为代表的使鼻腔黏膜收缩的成分可能对儿童的心血管造成伤害；以氯苯那敏（扑尔敏）为代表的抗过敏药可能对儿童的神经和心脏系统产生威胁；而以右美沙芬为代表的镇咳药可能引起儿童心血管的严重反应。这些成分对成年人是安全的，但由于儿童，尤其是婴幼儿的肝、肾功能尚未发育齐全，酶系统发育不成熟，解毒、药物代谢及排泄速度较慢，极易导致药物蓄积障碍而出现问题。

由于感冒咳嗽药品种繁多，从名称上难以区分产品的成分和含量，导致家长重复或超剂量给孩子使用，从而给孩子造成伤害，甚至出现死亡的极端案例。那么，孩子感冒时还敢不敢吃感冒咳嗽药了呢，如果不用，又该怎么办呢？

6 岁以上的孩子使用感冒咳嗽药总体来说是安全的。6 岁以下的孩子使用感冒咳嗽药要注意以下几点：

1. 尽量在医生指导下使用。

2. 使用时应按照药品说明书中的适用人群和剂量说明。切勿让孩子服用成人用的感冒咳嗽药，或使用一种以上的感冒咳嗽药。

3. 用药前家长需详细阅读药品说明书，了解药物的成分，以及这些成分用于缓解哪些症状，和可能出现的不良反应。

4. 给药时，应使用测量器具仔细测定服用剂量，确保儿童服用的药品不会超过最大剂量。

5. 如有疑问或儿出现不良反应，应及时咨询医药学专业人员。

小婴儿应尽量避免使用感冒咳嗽药。家长只需加强护理，给孩子多饮水，保证充足的睡眠，再有针对性地进行退热等治疗，或口服一些中成药，绝大多感冒就可自动痊愈。如果实在不放心，家长应带孩子前往儿科就诊，并根据医生的建议用药治疗，切不可随意用药。

## 9 小儿感冒鼻塞怎么办

6 个月的潇潇这几天感冒了，清水鼻涕流个不停，一打喷嚏就会出来好多鼻涕，鼻子堵得厉害，有点影响吃奶，尤其让妈妈揪心的是，一到睡觉时，潇潇张着嘴，呼哧呼哧地，翻来覆去地睡不安稳。潇潇妈在网上看到不少解决小儿鼻塞的帖子，可还是有些顾虑，不敢给孩子用。那么，孩子感冒鼻塞时到底应该怎么办呢？

我们知道，婴幼儿鼻黏膜柔嫩，血管丰富。感冒时鼻黏膜发生急性水肿，易造成堵塞，表现出鼻塞、流涕、吃奶困难等症状，甚至出现张口呼吸。孩子出现鼻塞时首先要仔细观察孩子的鼻腔。如果有鼻涕，可以用专门的婴儿吸鼻器将鼻涕吸出来。或者用消毒小棉签，卫生纸等在鼻腔外口将其粘住，轻轻地一点点将鼻涕卷出来。如果是干鼻屎，或鼻垢在鼻腔较深处，可先用生理盐水、冷开水或母乳往鼻孔内滴 1～2 滴，让鼻痂慢慢湿润软化，然后轻轻挤压鼻翼，促使鼻痂逐渐松脱，再用消毒小棉签将鼻痂卷除。

如果上述方法不能解决孩子的鼻塞问题，还可以用温热的湿毛巾放在宝宝的鼻部进行热敷（一定要注意避免烫伤孩子），每天 2 次，每次 15 分钟左右。

宝宝鼻塞严重时，需要在医生指导下谨慎使用呋麻滴鼻剂，该药对解除鼻腔黏膜充血、水肿有一定疗效。目前临床上用的呋麻滴鼻剂为复方制剂，每 100mL 含有呋喃西林 0.02g，盐酸麻黄素 1g，性状为黄色澄明液体，浓度为 0.5%～1%，是鼻腔疾病常用的外用药物。滴鼻一次 1～3 滴，一日 3 次。由于麻黄素是肾上腺素受体激动剂，对心脏和中枢神经具有兴奋作用，同时能使皮肤、黏膜和内脏血管收缩，有升高血压和松弛支气管平滑肌作用。如果用药过量，容易使大脑皮质和皮质下中枢产生兴奋作用，从而导致精神亢奋、失眠、不安等症状出现。小婴儿使用呋麻滴鼻剂时，应稀释后使用，同时连续用药最好不要超过 1 周，因为长期用药可引起药物性鼻炎，使鼻甲肥厚。还有报道持续使用此药 10 天，会对鼻腔纤毛清除功能造成可逆性损害。

有一种成人用的滴鼻药，滴鼻净（萘甲唑啉）为肾上腺素类药物。它有强烈的血管收缩作用，可使局部血管收缩而让病人感到通气舒畅，常用于急、慢性鼻炎。但一定不能给孩子用。原因是小儿对该药的耐受力低，加上鼻腔黏膜吸收药物迅速而完全，婴儿滴用萘甲唑啉易发生中毒，表现为面色苍白、嗜睡、呕吐，甚至昏迷等。

**专家提醒：**

　　如果孩子有较长时间的鼻塞、流涕，则应去医院就医，注意除外过敏性鼻炎的可能。

# 10 小儿高热惊厥如何治疗

　　宇轩昨天刚刚过了 2 岁生日，今天早上就开始发烧了，看他仍旧像往日一样蹦蹦跳跳地玩儿，妈妈也没太在意。午睡起来，宇轩满脸通红，浑身滚烫，妈妈急忙去找退烧药，可还没来得及给他吃，小宇轩竟然抽起风来，只见他双眼上吊，脸色发青，牙关紧闭，两只小手紧紧握拳，四肢不停地抽动。妈妈急忙发动汽车带宇轩奔向家附近的医院，好在医院很近，2～3分钟后他们就到了急诊室，医生给宇轩做了一系列的处理，很快宇轩抽搐停止，并安静地睡着了。那么，如果发生高热惊厥，在家里应该做些什么，到了医院医生是怎么处理的呢？

　　对于在家中发生高热惊厥的小儿，家长不要惊慌。应立即将患儿平卧床上或台上，防止患儿抽搐时跌下摔伤，头置于侧位，防止口中黏液呛入气管，在上下磨牙之间放牙垫以防舌咬伤，解松领口、裤带，用冰袋或湿毛巾置于额、颈、腋窝及大腿根部降温，指压人中、合谷、内关等穴位止惊，并速送医院就医。

　　医生处理高热惊厥主要分两部分：第一，控制惊厥；第二，降温。

常用止惊药物如下：

1. 首选药为地西泮（安定）0.3～0.5mg/kg（最大剂量10mg），静脉缓慢注射（每分钟1～2mg）。此药静注作用迅速，对呼吸抑制作用小，但作用时间短，必要时15分钟重复使用1次。肛门灌肠也同样有效，但肌内注射吸收不好，最好不用。

2. 苯巴比妥（鲁米那）每次5～10mg/kg，静脉注射，也可肌内注射。必要时4～6小时重复1次。

3. 10%水合氯醛 每次6～10mg/kg，灌肠或鼻饲。此药用法方便，作用快。必要时30～60分钟重复使用1次。

4. 氯丙嗪 每次1～2mg/kg，肌内注射，可与等量异丙嗪同用。此药除有镇惊作用外，尚有降温、扩张血管作用，故用药后宜平卧，以免发生体位性低血压。

如来不及使用抗惊厥药，可选用针刺疗法。取人中、十宣、合谷、涌泉、神门等穴中的2～3穴，快速强刺激不留针。喉中痰鸣加丰隆、天突；高热面赤者加大椎、曲池；牙关紧闭者加下关、颊车。

降温退热，医生首选赖氨匹林，静脉给入，或肌内注射。同时使用冰袋，枕在颈部，或敷在前额以降低头部的温度，保护大脑。如果惊厥时间较长，超过30分钟呈持续状态而出现颅内高压时，应采用甘露醇、呋塞米（速尿）、地塞米松等降颅压措施。并给予吸氧。

高热惊厥的复发率较高，约为33%，所以预防再次发作和减少发病很重要。有高热惊厥病史的孩子发热时要及时给予退热处理，同时使用镇静药物。可在体温38.0℃以上时即给予退热处理，同时选用地西泮（安定）5毫克/次，或0.5mg/（kg·d），灌肠。过去常选用同时具有镇静、退热作用的阿苯片（阿鲁片）预防高热惊厥的发生。该药由阿司匹林、苯巴比妥两种药物组成，阿司匹林具有解热止痛的作用，苯巴比妥可镇静安神、止抽定惊。但目前阿司匹林不推荐在儿科使用，苯巴比妥发挥作用较慢，难以在短时间内起到预防惊厥发生的作用，因此目前已不再使用阿苯片预防高热惊厥。预防高热惊厥还可选用中成药口服，如羚羊角口服液、小儿牛黄清心散、紫雪散、救急散等均为退热定惊良药，并具有副作用小的优点。但此类药物为苦寒泻下之品，适用于有高热、面红、口臭、大便秘结症状者。若虽有发热，但大便不成形者，不宜使用。在应用时，应见效即止，不必服完，以免影响小儿食欲。

**专家提醒：**

新近的统计资料表明，有 2% ～ 7% 的高热惊厥患儿最终会转变成癫痫，因此预防高热惊厥的发生十分重要。

## 11 小儿反复患扁桃体炎是否应摘除扁桃体

4 岁的剑剑这几天扁桃体又发炎了，这已是今年的第 6 次发炎了。这下又得吃药、输液，折腾一个多星期，孩子痛苦不说，父母也跟着担心、受累。奶奶出主意说干脆把剑剑的扁桃体切掉算了，省得它总惹事。可剑剑妈妈听人说扁桃体也是一个免疫器官，切除了对孩子不好，那么到底应不应该摘除扁桃体呢？

急性扁桃体炎是小儿的常见病，一般使用抗生素及其他对症治疗，1 周左右即可治愈。但有一些孩子会反复患扁桃体炎，三天两头往医院跑，输液、吃药成了家常便饭，不仅给孩子造成身体上的痛苦，还给孩子及家庭都带来了沉重的心理负担及经济负担。扁桃体反复发炎时应不应该摘除扁桃，什么情况下需要摘除扁桃体呢？这个问题没有绝对正确的答案，需要具体情况具体分析。

我们知道，扁桃体是每个人自出生之日起就存在于咽部的一对形似扁桃样的淋巴组织。儿童扁桃体的大小因人而异，一般都在正常范围内。过去，医学界认为扁桃体是一个多余无用的组织，有害无益，因此医生常常动员患儿摘除，以清除诱发疾病感染的病灶。但近年来免疫学研究证实，作为人体免疫的第一道防线，扁桃体能过滤病菌并产生抗体，保护呼吸道和食管不受病菌侵入，对机体具有重要的保护作用，尤其是对免疫功能不健全的儿童尤为重要。扁桃体是咽部最大的淋巴组织，在儿童身上，它是个活跃的免疫器官，含有各个发育阶段的淋巴细胞，如 T 细胞、B 细胞、吞噬细胞等。所以它既具有体液免疫作用，产生各种免疫球蛋白，也有一定的细胞免疫作用。扁桃体产生的免疫球蛋白 IgA 免疫力很强，可抑制细菌对呼吸道黏膜的黏附，并可抑制细菌的生长和扩散，对病毒也有中和与抑制作用。IgA 还可通过补体的活化，增强吞噬细胞的功能。扁桃体适度的肥大并非都是病态，而是儿童的一种正常代偿功能和抵抗疾病的生理现象。在 14～15 岁以后，儿童发育到青春期，随着免疫系统的逐渐完善，扁桃体即行萎缩，完成了自己的历史使命。所以，从免疫的观点来看，由于扁桃体对身体的免疫作用，不应随便将扁桃体摘除。

但是，如果急性扁桃体炎反复发作转变成慢性扁桃体炎，则会导致扁桃体慢性肥大，会引起孩子睡觉打呼噜或慢性缺氧导致发育不良、记忆力下降等症状，若不及时进行治疗会出现睡眠呼吸暂停，在权衡了利弊之后可考虑手术摘除扁桃体。急性扁桃体炎反复发作，还可诱发一些链球菌感染的全身性疾病，如肾炎、心肌炎、风湿性关节炎、风湿性心脏病等，对人体的危害更大。以后每次扁桃体急性发炎时，这些合并症都会出现不同程度的反复和加重，医学上称为病灶性扁桃体。显然，这种扁桃体保留下来则有害无益，可考虑在合并症好转或稳定后，选择适当时机摘除。

总体来说，扁桃体切除术适应证有以下几种情况：

1. 急性扁桃体炎每年发作 3 次以上，且导致长期低热者。

2.慢性扁桃体炎已成为引起其他脏器病变的病灶，经常引起全身性疾病如肾炎、心肌炎、风湿热等。

3.慢性扁桃体炎累及邻近器官如屡发中耳炎、颈淋巴结炎者。

4.患儿经常发生伤风、感冒、咽喉痛、扁桃体隐窝内脓点多，年龄在12岁以上者。

5.扁桃体极度肿大，已引起呼吸、吞咽、语言等功能障碍，特别是伴有呼吸道梗阻，表现为睡眠打鼾或被憋醒者。

6.有扁桃体周围脓肿形成史者。

需要注意的是，5岁以下的儿童扁桃体的免疫功能尚处于最活跃时期，还具有防御疾病的重要功能，最好不要轻易地摘除扁桃体。扁桃体切除手术一般要在炎症消退后2～3周进行。有的孩子患有造血系统疾病，凝血机能减退，或合并心力衰竭等严重疾病，这时则不宜手术治疗。

要想防止扁桃体反复发炎，首先要保持口腔卫生，养成良好的生活习惯。家长要督促孩子每天早晚刷牙、饭后漱口，避免食物残渣存在口腔中。按时就餐，多喝水，多吃蔬菜、水果，少吃刺激性食物（如太酸、太辣、太甜的食物）。不可偏食肉类，尤其不可过多食用炸鸡、炸鱼，因为这些食物属于热性食物，孩子吃了易"上火"，从而诱发扁桃休炎。

另外，患了急性扁桃体炎一定要治疗彻底，抗生素疗程在7～10天，否则细菌没有被彻底杀死，会隐伏在扁桃体的隐窝内，一有适宜的环境就会兴风作浪，引起扁桃体炎。

**专家提醒：**

　　反复扁桃体炎的患儿家长一定要让孩子晚饭吃得早，吃得少，并保持孩子的大便通畅，否则孩子食积内热，极易发生扁桃体炎。

# *12* 小儿频繁感冒有什么办法

越越 3 岁以前身体不错，很少生病。可自从上了幼儿园，他几乎每个月都要闹病，绝大多数情况下只是普通感冒，有时还会发展成支气管炎，有 2 次还从最初的感冒变成了肺炎。爸爸妈妈也给越越用过一些增强抵抗力的药，可没见什么效果，到底有什么办法能让越越少感冒呢？

要想解决这个问题，首先我们要了解一下反复呼吸道感染的原因。引起小儿反复呼吸道感染的原因较为复杂，主要有以下几点：

1. 首先与小儿自身的解剖发育情况有关。小儿的呼吸道短小，管腔较细，黏膜柔嫩，血管丰富，黏膜分泌黏液不足，咳嗽反射及纤毛运动力差，难以有效清除吸入的尘埃和异物颗粒，呼吸道防御功能差。

2. 其次和小儿的免疫特点有关。孩子出生时免疫系统发育尚未完善，随着年龄增长逐渐达到成人水平，特别是婴幼儿，处于生理性免疫低下状态。此外，乳铁蛋白、溶菌酶、干扰素及补体等与免疫相关成分的数量和活性不足，也是小儿容易患呼吸道感染的一个重要因素。

3. 营养紊乱。虽然随着我国人民生活水平的提高，严重的营养不良目前已较为少见，但调查显示营养紊乱性疾病在儿童时期还是非常突出。锌、铁、维生素的缺乏仍很常见。

锌能增强吞噬细胞吞噬能力、趋向活力及杀菌、抑制病毒，而且通过超氧化物歧化酶保持吞噬细胞内自由基水平，锌主要参与免疫功能相关酶活性如胸腺激酶、脱氧核苷酸转移酶等。锌缺乏可引起免疫器官肠系膜淋巴结、脾脏、胸腺萎缩，T 细胞功能不全、免疫反应低下。缺锌同时使维生素 A 还原酶活性降低，导致维生素 A 合成减少，从而造成上皮细胞特别是支气管内膜上皮细胞的生长和修复障碍，柱状上皮易变为鳞状上皮失去保护，从而引起反复呼吸道感染。

铁缺乏会导致儿童贫血发生，影响 T 细胞活性而 B 淋巴细胞成熟障碍产生的功能性细胞因子及抗体减少，从而使免疫力下降，细胞色素氧化酶、过氧化物酶、核苷酸还原酶属铁依赖酶，当铁缺乏时可使机体广泛代谢异常，T 细胞数及功能减低。

缺钙主要是由于体内维生素 D 不足引起。1，25-（OH）$_2$D$_3$ 具有调节免疫功能的作用，可调节免疫细胞的分化与增殖。维生素 D 缺乏，中性粒细胞的趋化性和吞噬功能异常，各种免疫活性细胞增殖和分化受损，使感染发生率增高。

4. 环境因素。被动吸烟会使儿童细胞免疫功能（CD4、CD4/CD8）及体液免疫功能（IgG、IgA、IgM）均明显低于健康儿童。并且被动吸烟直接损害呼吸道黏膜上皮，降低黏膜清除能力，暴露于香烟烟雾环境中可降低肺功能，使其容易发生病毒感染、喘息性疾病和肺炎等呼吸道感染。

铅可使人体白细胞减少，白细胞吞噬能力下降及抗体的效价降低，从而使免疫系统受到抑制。还会引起血红蛋白合成障碍，抵抗力降低，T、B 细胞增殖分化障碍，IgG 亚类缺陷，影响免疫功能。而铅对呼吸道的不良刺激，也会降低局部防卫机能，从而引起反复呼吸道感染。

幼儿园室内空气质量差、孩子人数多，孩子们之间相交叉感染，护理不周，更容易使孩子暴露于病原中，增加呼吸道疾病的发病率，目前幼儿园已成为呼吸道感染的重要因素。

5. 滥用抗生素、激素。滥用抗生素导致细菌产生耐药性，当孩子出现发热等症状时，家长迫不及待地给患儿服用消炎药，不管需要不需要，而且多次更换。发热一退就擅自停药，这些情况使致病菌暂时抑制反而成为慢性病灶，如慢性扁桃体炎、慢性咽炎等，细菌长期处于隐伏状态，一旦受凉、过劳或抵抗力低下，就又引起发病。现在的家庭大多只有一个孩子，一旦有病全家焦急，有些个体诊所为能达到立竿见影的疗效也往往给患儿使用激素，来迅速减轻症状，这样使患儿免疫力进一步下降，不断造成新的感染，形成恶性循环，发生反复呼吸道感染。

6.其他因素。早产和出生低体重，会使患儿气道功能降低，易患呼吸道疾病。哮喘等免疫紊乱疾病，原发性免疫缺陷病，先天性心脏病等患儿也易发生反复呼吸道感染。

孩子患了反复呼吸道感染最好尽早去医院就诊，和医生沟通孩子的情况，从上述可能引起呼吸道感染的原因中逐一查找，并考虑如下治疗：

1.病原学治疗　根据感染的病原体选用敏感的药物治疗。当病原体不够明确时，可在医生指导下，选用广谱抗生素治疗。不可盲目滥用抗生素，或频繁更换抗生素，以免引起菌群紊乱，使病情加重和复杂。

2.免疫疗法　目前国内使用的免疫调节剂品种很多，主要分为以下几类：

（1）细胞免疫调节剂

左旋咪唑，是一种人工合成的广谱驱虫药，有免疫增强作用，能够增强患儿的吞噬细胞和T淋巴细胞的功能。其不良反应不严重，可有胃肠道症状、头痛、出汗、全身不适等。少数病人有白细胞及血小板减少，停药后可恢复。

转移因子，是从正常人的淋巴细胞或淋巴组织、脾、扁桃体等制备的一种核酸肽。它可将供体细胞免疫信息转移给受者的淋巴细胞，使之转化、增殖、分化为致敏淋巴细胞，从而获得供体样的免疫力。由此获得的免疫力较持久。

胸腺素，又称胸腺多肽，为小分子多肽。可促进T细胞分化成熟，即诱导淋巴干细胞转变为T细胞，并进一步分化成熟为具有特殊功能的各亚型群T细胞。临床主要用于细胞免疫缺陷的疾病，某些自身免疫和晚期肿瘤。除少数过敏反应外，一般无严重不良反应。

（2）体液免疫调节剂：国外对明确低丙种球蛋白血症或某种IgG亚类缺乏的患儿，予以静脉注射丙种球蛋白，以减少感染的发生。

（3）非特异性免疫调节剂：如斯奇康、泛福舒、匹多莫德、牛初乳等。

3.营养调节治疗　缺锌者可给锌制剂，缺钙者补充钙剂及鱼肝油，贫血者补充铁剂及维生素。

4.中医中药治疗　具有手段多样、副作用少、疗效显著等优势，目前已被越来越多的家长所认识。后面的章节会有详细的介绍。

6.创造良好环境　避免烟草烟雾，避免汽车尾气，保持室内空气新鲜，经常通风。不要带孩子到公共场所去，不要让孩子多接触已感染的儿童和成人。有条件时可让复感儿少去幼儿园。

总之，反复呼吸道感染病因复杂，治疗困难，疗程较长。要想取得满意的疗效，需要家长的耐心、医生的精心、患儿的恒心，三方共同配合，最终才可能战胜疾病。

**专家提醒：**

　　使用免疫调节剂一般都需要1～3个月的时间，疗程过短难以起到较好的作用。

# 13 丙种球蛋白可以防止小儿反复呼吸道感染吗

小智经常患感冒，妈妈听人说丙种球蛋白是一种补药，给孩子打一针，就能起到保护作用，孩子就不会得感冒了。于是，小智妈妈去医院请医生无论如何给她儿子用一针丙种球蛋白。医生却拒绝了小智妈的请求。这是为什么呢？

丙种球蛋白是由健康人血浆，经低温乙醇法分离提取，并经病毒灭活处理的免疫球蛋白制品。按来源不同可分为两种：一种是从健康人静脉血中提取制成的人血丙种球蛋白，另一种是从健康人胎盘血中提取制成的人胎盘血丙种球蛋白，后者目前已停产。

注射丙种球蛋白是一种被动免疫疗法。它是把免疫球蛋白内含有的大量抗体输给受者，使之从低或无免疫状态很快达到暂时免疫保护状态。由于抗体与抗原相互作用起到直接中和毒素与杀死细菌和病毒的作用。因此免疫球蛋白制品对预防细菌、病毒性感染有一定的作用。

丙种球蛋白主要用于治疗免疫缺陷病，如先天性丙球缺乏症、易变型免疫缺陷症、免疫球蛋白合成异常的细胞缺陷症；治疗大面积烧伤、严重创伤感染，以及败血症或内毒素血症。治疗特发性血小板减少性紫癜、川崎病等。对体质虚弱，久病不愈、免疫功能低下或使用皮质激素等免疫抑制剂治疗者，在应用有效抗生素的同时，加用丙种球蛋白有助于控制感染。

但由于该药只能补充体液免疫中的球蛋白 IgG，而多数反复呼吸道感染的患儿 IgG 并非明显低下，因此其提高患儿免疫功能的能力是有限的，更不能起到预防感冒的作用。加之，人免疫球蛋白的生物半衰期为 $16 \sim 24$ 天。也就是说丙球在体内最多停留 24 天，之后便会被逐渐排泄掉，因此保护身体健康的作用是短暂而有限的。

使用丙种球蛋白还需注意以下情况：

1.反复多次注射丙球，体内可形成丙球抗体，抑制自身丙种球蛋白的产生，影响产生自动免疫的能力，还可能使体内产生"抗抗体"，增加机体出现过敏反应的机会，当真正需要丙球时，这种抗体还会中和输入性治疗的丙球，使治疗失效。由于其可能影响自动免疫能力，因此，1岁以下儿童禁用丙球。

2.可能出现轻重不同的过敏反应。用药过程中，可能出现过敏反应，如面色潮红、呼吸急促、腹痛、恶心、呕吐，个别患者甚至诱发哮喘，甚至休克。

3.虽然丙种球蛋白均严格依照《献血法》等相关法律规定生产，丙种球蛋白中携带艾滋病病毒、丙肝病毒、梅毒的几率很小，但长期应用者仍有感染的可能。同时，以目前的技术来看，还是存在被污染的危险，不是 100% 的安全。

4.注射丙球后 1 个月内，不能注射预防传染病的疫苗或菌苗，否则会使疫苗或菌苗接种无效。

5.除专供静脉注射用的制剂外，供肌内注射用的制剂不可静脉注射。

6.注射大量时，可见局部疼痛和暂时性体温升高。

鉴于上述情况，临床使用本品时，医生都会让家长签字，告知可能出现的不良反应，只有家长知情同意，医生才会使用。另外，静脉用丙种球蛋白价格昂贵，而且目前药源紧张，医院只能将该药用于急需使用本品的患儿身上，以挽救他们的生命。

# 14 中医治疗小儿感冒的总法则是什么

别看中医给小儿感冒每次开的药都各不相同，但万变不离其宗，中医治疗感冒有一个总的法则，即解表。中医认为小儿感冒属于表证，因此治疗感冒就要疏风解表。由于感受风寒、风热之邪的不同，分别采用辛温解表、辛凉解表；感受暑邪，治以清暑解表；时邪感冒以清热解毒为主，佐以发表解肌之品。虚证感冒较为复杂，不宜过于发表，当益气养阴，佐以和解之法。有兼夹证者应标本兼顾，急则治其标，若单用解表药易汗出后复热，应佐以清热、化痰、消导、镇惊之品。

小儿感冒易寒从热化，或热为寒闭，形成寒热夹杂证，单用辛凉汗出不透，单用辛温恐有助热化火之虞，故常辛温辛凉并用，并根据辨证不同而有所侧重。需注意，小儿为稚阴稚阳之体，发汗不宜太过，以免耗津伤液。

中医治疗小儿感冒，除传统的中草药汤剂口服外，还可以使用中药颗粒剂、口服液、糖浆等。另外，药物外治、针灸、推拿、刮痧、拔罐等方法也可以根据不同的情况加以选用。

## 15 中医对小儿感冒如何进行辨证论治

中医认为本病的病变部位主要在肺卫，属于表证，治法以解表为主。感冒因寒热性质不同，治法迥异，故首先要辨风寒、风热。

风寒感冒以发热轻，恶寒重，无汗，头痛身痛，鼻流清涕为特征，治以辛温解表，常用荆防败毒散加减。常用药：荆芥穗、防风、柴胡、前胡、川芎、羌活、独活、桔梗、枳壳、甘草等。咳嗽者，加杏仁、半夏、橘红；痰多色白者，加白芥子、白前；头痛者，加白芷。

风热感冒以发热重，恶寒轻，有汗，头痛口渴，鼻流浊涕，咽痛咽红为特点，治以辛凉解表，常用银翘散加减。常用药：金银花、连翘、薄荷、荆芥、淡豆豉、桔梗、牛蒡子、芦根、竹叶等。咳嗽较重者，加菊花、杏仁、前胡；痰稠而黄者，加黄芩、桑白皮；热邪较重，咽痛，扁桃体肿大充血者，加射干、青黛、板蓝根；口渴咽干者，加天花粉；热度较高者，加生石膏、黄芩；大便秘结，苔黄或厚者，加全瓜蒌、制大黄。其中咽部肿痛与否为风寒风热的主要依据。小儿为纯阳之体，邪易化热。若苔薄白而润，咽部红肿者，为寒邪化热之兆，应酌加辛凉之品。

暑邪感冒多发生在夏季，治以祛暑解表。常用香薷饮加减。常用药：香薷、厚朴、生扁豆、藿香、苏叶、半夏等。伴心烦口渴者，加黄连、竹叶；伴身热不扬，身重困倦，呕吐腹泻者，加鲜荷梗、佩兰；伴乏力少气者，加党参、白术；恶寒无汗，四肢不温，脉虚无力者，用人参、茯苓、白术、生姜、附子、肉桂等以温阳益气祛暑。时行感冒多按温病的卫气营血来辩证。

另外，要注意辨别兼夹证，夹湿者多身热不扬，汗出热不解，苔白腻，可加佩兰、藿香；兼燥者多鼻燥咽干，咳嗽少痰，加桑叶、麦冬、玉竹；兼食滞者多身热泛恶，腹泻等，可选加焦山楂、建曲、炒麦芽、鸡内金、枳壳等以消食化滞，或用保和丸。

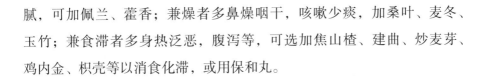

# 16 中医如何治疗小儿反复呼吸道感染

飞飞是全家的宝贝，爸爸妈妈、爷爷奶奶、姥姥姥爷六个人围着这一个小宝宝，对飞飞照顾得特别精心，可是，飞飞还是三天两头闹毛病，不是感冒，就是支气管炎，没有哪个月不去医院的。增强抵抗力的药吃了不少，可就是不见好。飞飞妈妈听说飞飞这种情况中医治疗效果不错，想了解一下相关的知识，决定是否带飞飞看中医。那么，中医到底是怎么治疗反复呼吸道感染的，效果如何呢？

中医认为"正气存内，邪不可干"。反复呼吸道感染的根本在于正气不足，卫外不固，易致外邪留恋，出现反复呼吸道感染。反复呼吸道感染的发病年龄多见于6个月～6岁，尤以1～3岁的婴幼儿最为多见。本病属中医"虚证"范围。

小儿脏腑娇嫩，形气未充，藩篱疏松，卫外功能较差，对疾病抵抗力不强，易受外邪侵袭。肺司呼吸，又主皮毛，故肺脏病证最为多见。若小儿肺脾虚亏，或先天禀赋不足，体质柔弱，或属人工喂养，饮食长期失于调理，或少见风日，户外活动较少，表气虚弱，卫外不固，则可因正气不足，御外乏力，易为外邪侵袭而发病。总之，本病的病位在肺，但与脾、肾两脏有密切关联。

反复呼吸道感染总的治疗原则是扶正解表。治疗时分期分证论治。在急性感染期按不同的病证论治，同时适当注意照顾小儿正虚的体质特点。迁延期以扶正为主，兼以祛邪，正复邪自退。感染间歇期当以固本为要，或补气固表，或运脾和营，或补肾壮骨。一般将本病分为如下五

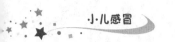 

型进行辨证施治:

🦋肺脾气虚证

症见:反复外感,面黄少华,形体消瘦,肌肉松软,少气懒言,气短,食少纳呆,口不渴,多汗,动则易汗,或大便溏薄,舌质淡,苔薄白,脉无力,指纹淡。

治法:补肺健脾,扶正解表。

方剂:玉屏风散合六君子汤加减。方中玉屏风散(黄芪、白术、防风)补肺固表,六君子汤(人参、白术,茯苓、炙甘草、陈皮、制半夏)健脾。两方合用,补肺健脾扶正。

🦋营卫失调证

症见:反复外感,恶风、恶寒,面色少华,四肢不温,多汗易汗、汗出不温,舌淡红,苔薄白,脉无力,指纹淡红。

治法:调和营卫,扶正解表。

方剂:黄芪桂枝五物汤加减。方中桂枝汤(桂枝、芍药、生姜、大枣、炙甘草)调和营卫,加炙黄芪固表止汗。全方调和营卫,扶正解表。

🦋脾肾两虚证

症见:反复外感,面色萎黄或面白少华,形体消瘦,肌肉松软,鸡胸龟背,腰膝酸软,形寒肢冷,四肢不温,发育落后,喘促乏力,气短,动则喘甚,少气懒言,多汗易汗,食少纳呆,大便溏烂,或五更泄泻,夜尿多,舌质淡,苔薄白,脉沉细无力。

治法:温肾健脾,扶正解表。

方剂:金匮肾气丸合理中丸加减。方中金匮肾气丸(干地黄、山茱萸、山药、茯苓、泽泻、牡丹皮、桂枝、炮附子)温补肾阳,合理中丸(人参、干姜、白术、甘草)温中健脾。两方合用温肾健脾,扶正解表

🦋肺脾阴虚证

症见:经常感冒,面白颧红少华,食少纳呆,口渴,盗汗自汗,手足心热,大便干结,舌质红,苔少或花剥,脉细数,指纹淡红。

治法：养阴益气，扶正固表。

方剂：生脉散合沙参麦冬汤加减。方中生脉散（人参、麦冬、五味子）益气扶正，沙参麦冬汤（沙参、麦冬、玉竹、甘草、桑叶、白扁豆、天花粉）养阴。两方合用，益气养阴，扶正解表。

 脾胃伏火证

症见：时有发热、咳嗽、口渴，伴口臭或口舌生疮，消谷善饥，弄舌，易汗出，夜寐欠安，大便干。咽红或痛，舌红，苔黄，脉滑数。平时有热毒内伏表现，如扁桃体肿大、咽红、淋巴结肿大等。

治法：泻脾清胃，扶正解表。

方剂：泻黄散加减。方中石膏、栀子清热泻火，防风配藿香化湿醒脾，甘草和中泻火，蜜和酒调服，使泻脾而不伤正。通过泻脾清胃，以达扶正解表之目的。

除了上述的中草药治疗以外，还可以选用一些中成药，如黄芪生脉口服液、玉屏风口服液、参苓白术丸、槐杞黄颗粒、龙牡壮骨颗粒、补肾地黄丸等。近些年再度热起来的三伏贴也有一定的效果。

**专家提醒：**

治疗反复呼吸道感染不能寄希望于有什么一针见效的灵丹妙药，必须坚持用药3个月左右，并进行合理的调护，这样才能最终摆脱感冒的困扰。

## 17 小儿感冒的常用中成药有哪些

黎黎5岁了，平素感冒时，妈妈都是先把家里备的中成药给他吃，有时候黎黎很快就好了，有时候却越来越重，最后还得去医院，经医生调整用药后，大多数情况下能很快痊愈。黎黎妈很困惑，都是用中成药，怎么有时有效，有时没效，医生用的中成药为什么总是效果不错呢？

我们知道，中医治疗的精髓是辨证施治，只有先确定是什么证，有针对性地用药，才会药到病除，用中成药也不例外。目前市面上治疗小儿感冒的中成药很多，治疗风寒感冒、风热感冒、体虚感冒、时行感冒等，厂家也很多，药名各不相同，让家长感到无所适从。孩子上次感冒用一种药好了，这次还用这种药却没什么效果。原因就在于孩子每次感冒症状相似，但证型可能不同，只有辨证用药，才会治好孩子的感冒。那么小儿感冒常用的中成药有哪些呢？它们各自的适应证是什么呢？下面做一简单介绍。

### 治疗风寒感冒的中成药

（1）小儿清感灵片

【成分】羌活，防风，川芎，苍术（炒），荆芥穗，葛根，黄芩，地黄，白芷，牛黄，苦杏仁（炒），甘草。

【性状】药品为黄棕色的片；气微香；味微苦。

【功能主治】发汗解肌，清热透表。适用于外感风寒引起的发热怕冷，肌表无汗，头痛口渴，咽痛鼻塞，咳嗽痰多，体倦。

【用法用量】口服，周岁以内一次1片～2片，1岁～3岁一次2片～3片，3岁以上一次3～5片，一日2次。

（2）通宣理肺丸

【成分】紫苏叶，前胡，桔梗，苦杏仁，麻黄，甘草，陈皮，半夏（制），茯苓，枳壳（炒），黄芩。

【性状】本品为黑棕色至黑褐色的水蜜丸或大蜜丸；味微甜、略苦。

【功能主治】解表散寒，宣肺止嗽。用于感冒咳嗽，发热恶寒，鼻塞流涕，头痛无汗，肢体酸痛，感冒风寒，发热恶寒，鼻塞不通，头痛无汗，四肢酸懒作痛。

【用法用量】口服，水蜜丸一次 7g，大蜜丸一次 2 丸，一日 2～3 次。小儿酌减。

（3）正柴胡饮颗粒

【成分】柴胡，陈皮，防风，甘草，赤芍，生姜。

【性状】本品为黄棕色的颗粒，味甜、微苦；或为红棕色颗粒，味微苦。

【功能主治】表散风寒，解热止痛。用于外感风寒初起：发热恶寒、无汗、头痛、鼻塞、喷嚏、咽痒咳嗽、四肢酸痛等症。适用于流行性感冒初起、轻度上呼吸道感染等疾患。

【用法用量】开水冲服，一次 10g，一日 3 次。小儿酌减或遵医嘱。

（4）感冒清热颗粒

【成分】荆芥穗，薄荷，防风，柴胡，紫苏叶，葛根，桔梗，苦杏仁，白芷，苦地丁，芦根。

【性状】本品为棕黄色的颗粒，味甜、微苦；或为棕褐色的颗粒，味微苦（无糖型或乳糖型）。

【功能主治】疏风散寒，解表清热。用于风寒感冒，头痛发热，恶寒身痛，鼻流清涕，咳嗽咽干。

【用法用量】开水冲服，一次 1 袋，一日 2 次。小儿酌减。

🐛 治疗风热感冒的中成药

（1）小儿感冒颗粒

【成分】广藿香，菊花，连翘，大青叶，板蓝根，地黄，地骨皮，白薇，薄荷，石膏。

【性状】本品为浅棕色的颗粒；味甜、微苦。

【功能主治】疏风解表，清热解毒。用于小儿风热感冒，发热，头胀痛，咳嗽痰黏，咽喉肿痛。

【用法用量】用开水冲服。1 岁以内一次 6g（1 袋），1～3 岁一次 6～12g（1～2 袋），4～7 岁一次 12～18g（2～3 袋），8～12 岁一

次 24g（4 袋），一日 2 次。

（2）小儿柴桂退热颗粒

【成分】柴胡，桂枝，葛根，浮萍，黄芩，白芍，蝉蜕等。

【性状】本品为棕黄色颗粒；气微香，味苦、甜。

【功能主治】发汗解表，清里退热。用于小儿外感发热，发热，头身痛，流涕，口渴，咽红，溲黄，便干等。

【用法用量】开水冲服，1 岁以内，每次 2.5g（半袋）；1～3 岁，每次 5g（一袋）；4～6 岁，每次 7.5g（一袋半）；7～14 岁，每次 10g（两袋）。一日 4 次。

（3）小儿咽扁颗粒

【成分】金银花，射干，金果榄，桔梗，玄参，麦冬，牛黄，冰片。

【性状】本品为黄棕色的颗粒；味甜，微苦。

【功能主治】清热利咽，解毒止痛。用于肺实热引起的咽喉肿痛，咳嗽痰盛，咽炎。

【用法用量】开水冲服，1～2 岁一次 4g，一日 2 次；3～5 岁一次 4g，一日 3 次；6～14 岁一次 8g，一日 2～3 次。

（4）双黄连颗粒

【成分】金银花，黄芩，连翘。

【性状】本品为棕黄色颗粒；气微香，味甜。

【功能主治】疏风解表，清热解毒。用于外感风热所致感冒，发热、咳嗽、咽痛。

【用法用量】开水冲服，一次 2 袋，一日 3 次；6 个月以下小儿，一次 2/5～3/5 袋；6 个月～1 岁，一次 3/5 袋 -4/5 袋；1～3 岁，一次 4/5袋～1 袋，3 岁以上儿童酌量或遵医嘱。

（5）清热解毒口服液

【成分】石膏，知母，金银花，连翘，黄芩，栀子，龙胆，板蓝根，甜地丁，玄参，地黄，麦冬。

【性状】本品为棕红色的液体；味甜、微苦。

【功能主治】清热解毒。用于热毒壅盛所致发热面赤，烦躁口渴，咽喉肿痛等症；流感、上呼吸道感染见上述证候者。

【用法用量】口服，一次 10～20mL，一日 3 次；小儿遵医嘱酌减。

（6）蓝芩口服液

【成分】板蓝根，黄芩，栀子，黄柏，胖大海。

【性状】本品为棕红色液体；味甜、微苦。

【功能主治】清热解毒，利咽消肿。用于急性咽炎、肺胃实热证所致的咽痛、咽干、咽部灼热。

【用法用量】口服，一次 20mL，一日 3 次。小儿遵医嘱酌减。

（7）蒲地蓝消炎口服液

【成分】蒲公英，苦地丁，板蓝根，黄芩。

【性状】本品为棕红色至深棕色的液体；气微香，味甜、微苦。

【功能主治】清热解毒，抗炎消肿。用于疖肿、腮腺炎、咽炎、扁桃体炎等。

【用法用量】口服，一次 10mL，一日 3 次，小儿遵医嘱酌减。如有沉淀，摇匀后服用。

（8）银翘解毒片

【成分】金银花，连翘，薄荷，荆芥，淡豆豉，牛蒡子（炒），桔梗，淡竹叶，甘草。

【性状】本品为浅棕色至棕褐色的片；气芳香，味苦、辛。

【功能主治】辛凉解表，清热解毒。多用于治疗风热感冒，发热头痛，咳嗽，口干，咽喉疼痛。

【用法用量】口服，一次 1 片，一日 2～3 次。小儿遵医嘱酌减。

🦋 治疗暑邪感冒的中成药

（1）藿香正气水

【成分】苍术，陈皮，厚朴（姜制），白芷，茯苓，大腹皮，生半夏，甘草浸膏，广藿香油，紫苏叶油。

【性状】本品为深棕色的澄清液体（久贮略有浑浊）；味辛、苦。

【功能主治】解表祛暑，化湿和中。用于外感风寒，内伤湿滞，夏伤暑湿，头痛昏重，脘腹胀痛，呕吐泄泻；胃肠型感冒。

【用法与用量】口服，一次5～10mL，一日2次，用时摇匀。小儿遵医嘱酌减。

（2）金银花露

【成分】金银花。

【性状】本品为无色透明的液体，气芳香。

【功能主治】清热，消暑，解毒。多用于缓解暑热感冒所致的口渴，小儿痱毒，热毒疮疖等症状。

【用法与用量】口服：每次60～120mL，每日2～3次；7岁以下儿童每次30～60mL，每日2～3次。

（3）香苏正胃丸

【成分】广藿香，紫苏叶，香薷，陈皮，厚朴（姜制），枳壳（炒），砂仁，白扁豆（炒），山楂（炒），六神曲（炒），麦芽（炒），茯苓，甘草，滑石，朱砂。

【性状】本品为黑褐色的大蜜丸；味微甜、略酸苦。

【功能主治】解表和中，消食行滞。用于小儿暑湿感冒，停食停乳，头痛发热，呕吐泄泻，腹痛胀满，小便不利。

【用法与用量】口服，一次1丸，一日1～2次；1周岁以内小儿酌减。

### 治疗时邪感冒的中成药

流行性感冒属于中医时邪感冒的范畴，一般按温病的卫气营血辨证论治。邪在卫气时，病情轻浅，可按风寒、风热感冒的相应证候选药，如果病变入里，邪传营血，则会出现高热、神昏、抽搐等危重症状。此时可选用如下几种药物。

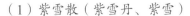

（1）紫雪散（紫雪丹、紫雪）

【成分】犀角（镑），羚羊角（镑），石膏，寒水石，升麻，元参，甘草（生），沉香（锉），木香（锉）。（《医宗金鉴》）

【性状】散剂。

【功能主治】本方系清热解毒、镇痉开窍剂。主治热邪内陷，壮热烦躁，昏狂谵语，咽痛，面赤腮肿，口渴唇焦，尿赤便秘，甚至惊厥，颈项强直；以及小儿热甚引起惊痫，急热惊风等症。用于小儿惊痫，烦热涎厥，伤寒发斑，一切热毒，喉痹肿痛及疮疹毒气上攻咽喉、水浆不下。西医诊断为乙脑、流脑、猩红热等急性热病，同时也用于小儿高热惊搐，热盛风动及麻疹热毒内盛而见高热喘促昏迷等。

【用法与用量】口服：冷开水调下。每次 1.5 ～ 3g，每日 2 次。1 周岁小儿每次 0.3g，每增 1 岁，递增 0.3g，1 日 1 次，5 岁以上小儿遵医嘱，酌情服用。

（2）安宫牛黄丸

【成分】牛黄，水牛角浓缩粉，麝香，珍珠，朱砂，雄黄，黄连，黄芩，栀子，郁金，冰片。（《温病条辨》）

【性状】本品为黄橙色至红褐色的大蜜丸；气芳香浓郁，味微苦。

【功能主治】清热解毒，豁痰开窍。为治疗高热神昏、中风痰迷的要药。风温、春温、暑温疫毒，燔灼营血，热陷心包，痰热上蒙清窍所致高热烦躁；神昏谵语，或舌謇肢厥；以及中风痰壅，突然昏迷，面赤气粗，口眼歪斜；小儿外感，热极生风，风痰上扰，高热烦躁，喉间痰鸣，神昏谵妄，惊厥抽搐者。西医诊为流行性脑脊髓膜炎、乙型脑炎、中毒性肺炎、中毒性痢疾、脑血管意外、肝性脑病、败血症等均可用此药。

【用法与用量】口服，一次 1 丸，一日 1 次；小儿 3 岁以内一次 1/4 丸，4 ～ 6 岁一次 1/2 丸，一日 1 次；或遵医嘱。

紫雪散与安宫牛黄丸都是治疗热邪入里，出现高热、神昏、抽搐等重症的救急之品，不适合普通感冒。普通感冒服用后，不但不会减轻症状，还可能引邪入里，加重病情。

因安宫牛黄丸中含有朱砂，朱砂主要成分为硫化汞，超量或持久服用，易致汞中毒，损害神经、泌尿和消化系统。尤其肝、肾功能不正常者，更不宜服用。另外，因安宫牛黄丸中还含有雄黄，雄黄主要成分为硫化砷，久服易导致砷中毒，麻痹中枢神经，损害胃肠道、泌尿系统，甚至致死。紫雪散和安宫牛黄丸中的麝香、沉香、丁香等芳香开窍药，过量或久服均易刺激消化道黏膜，耗气伤脾。所以不能随便使用上述两种药物。

💠 治疗感冒兼证的中成药

（1）感冒夹痰

①复方鲜竹沥口服液

【成分】鲜竹沥，鱼腥草，枇杷叶，桔梗，生半夏，生姜，薄荷油。

【性状】本品为黄棕色的液体；气香，味甜。

【功能主治】清热，化痰，止咳。用于痰热咳嗽，痰黄黏稠。

【用法与用量】口服，一次20mL，一日2～3次。（如有少量沉淀，振摇后服用）。儿童酌减。

②小儿肺热咳喘口服液

【成分】麻黄，苦杏仁，石膏，甘草，金银花，黄芩，连翘，板蓝根，鱼腥草，知母，麦冬。

【性状】本品为棕红色液体，久置有少量沉淀；味苦、微甜。

【功能主治】清热解毒，宣肺止咳，化痰平喘。用于热邪犯于肺卫所致咳、喘、痰、热等症。适应治疗儿童感冒、肺热、支气管炎、喘息性支气管炎、肺炎等病症。

【用法用量】口服，1岁以下每次5mL，每天2次，1～3岁每次10mL，一日3次，4～7岁每次10mL，一日4次，8～12岁每次20mL，一日3次，或遵医嘱。

③急支糖浆

【成分】鱼腥草，金荞麦，四季青，麻黄，紫菀，前胡，枳壳，甘草。

【性状】本品为棕黑色的黏稠液体；味甜、微苦。

【功能主治】清热化痰，宣肺止咳。用于治疗急性支气管炎，感冒后咳嗽，症见发热，恶寒，胸膈满，咳嗽咽痛；急性支气管炎、慢性支气管炎急性发作见上述证候者。

【用法与用量】口服，一次 20 ～ 30mL，一日 3 ～ 4 次；儿童 1 岁以内一次 5mL，1 岁～ 3 岁一次 7mL，3 岁～ 7 岁一次 10mL，7 岁以上一次 15mL，一日 3 ～ 4 次。

④蜜炼川贝枇杷膏

【成分】北沙参，薄荷脑，陈皮，川贝母，桔梗，款冬花，枇杷叶，水半夏，五味子，杏仁。

【性状】该品为棕红色的稠厚半流体；气香，味甜、具清凉感。

【功能主治】 清热润肺，止咳平喘，理气化痰。适用于肺燥之咳嗽，痰多，胸闷，咽喉痛痒，声音沙哑。

【用法与用量】口服，一次 15mL，一日 3 次。儿童酌减。

（2）感冒夹滞

①健儿清解液

【成分】金银花，菊花，连翘，山楂，苦杏仁，陈皮。

【性状】本品为淡黄色的澄清液体；气香，味甜、微酸。

【功能主治】清热解毒，消滞和胃。用于咳嗽咽痛，食欲不振，脘腹胀满。

【用法用量】口服，一次 10 ～ 15mL，婴儿一次 4mL，5 岁以内 8mL，6 岁以上酌加，一日 3 次。

②小儿豉翘清热颗粒

【成分】连翘，淡豆豉，薄荷，荆芥，栀子（炒），大黄，青蒿，赤芍，槟榔，厚朴，黄芩，半夏等。

【性状】本品为棕褐色颗粒；味甘，微苦。

【功能主治】疏风解表，清热导滞。用于小儿风热感冒夹滞证，发热咳嗽，鼻塞流涕，咽红肿痛，纳呆口渴，脘腹胀满，便秘或大便酸臭，溲黄等。

【用法用量】开水冲服。6个月～1岁一次1～2g；1～3岁一次2～3g；4～6岁一次3～4g；7～9岁一次4～5g；10岁以上一次6g。一日3次。

（3）感冒夹惊

①羚羊角口服液

【成分】羚羊角。

【性状】本品为淡黄色透明液体；味特异，微甜。

【功能主治】平肝息风，散血镇惊；降血压，预防中风。用于高热及高热引起的头痛眩晕、神昏惊厥等症。

【用法用量】口服，一次5mL，一日2次或遵医嘱。

②儿童回春颗粒

【成分】黄连，水牛角浓缩粉，羚羊角，人中白，淡豆豉，大青叶，荆芥，羌活，葛根，地黄，川木通，赤芍，黄芩，前胡，玄参，桔梗，柴胡，西河柳，升麻，牛蒡子。

【性状】本品为深褐色的颗粒；气微香，味微苦、略麻。

【功能主治】清热解毒，透表豁痰。用于急性惊风，伤寒发热，夜间发热，小便带血，麻疹隐现不出而引起身热咳嗽；赤痢、水泻、食积、腹痛。

【用法用量】口服，1岁以下婴儿一次服1/4包，1～2岁服1/2包，3～4岁服3/5包，5～7岁服1包，一日2～3次。

**专家提醒：**

很多家长给孩子用中成药时，觉得中药安全，并不仔细看药物的成分、功效、适应证、副作用等。往往根据药名自行组合，如果孩子发热，咳嗽，就选一个药名里有退热的药，再选一个药名里有止咳的，如果还有点鼻塞，那就再加一个治鼻子的中药。殊不知，许多治感冒的中成药药物成分相似，只是药品名称不同。如此搭配，往往起不到治疗作用，可能还会造成类似药物重复使用，损伤脾胃、肝肾，出现腹泻、呕吐等副作用。

另外，市售治疗小儿感冒的中成药多具有清热解毒、导滞泻下的作用，此类药物适用于有高热、面红、口臭、大便秘结症状者。若虽有发热，但大便不成形者，不宜使用。在应用时，应见效即止，不必服完。久服会影响小儿食欲，甚至出现腹痛、腹泻等症状。

## 18 小儿感冒的常用单方验方有哪些

雪涵上小学一年级了，这几天有点流鼻涕、打喷嚏，妈妈想带她去医院看病吧，觉得雪涵病得不严重，没必要因此请假，耽误她的学习。可自己给孩子买药吧，又担心用错了药。邻居月儿妈妈给了雪涵妈妈三味中药，说上次月儿就是用它治好了感冒。雪涵妈妈赶紧把药煮好后给雪涵喝，还真不错，雪涵很快就好了。那么，治疗小儿感冒有哪些单方验方呢？

由于中药具有副作用少、疗效好、价格低的特点，在孩子感冒初期的时候，家长可以有选择地使用一些单、验方，自行治疗感冒，往往会起到不错的效果。下面简单介绍一些单方、验方。

🦋 风寒感冒

（1）葱须 10g，香菜根 10g，白菜根 10g，煎水代茶饮，乘热饮用，温覆取汗。用于风寒感冒。

（2）豆豉 15g，葱白 3 寸，生姜 3 片，水煎热服，取微汗。用于风寒感冒。

（3）橘皮、生姜、苏叶各 9g，水煎，红糖调服。用于小儿风寒感冒，咳嗽痰白。

🦋 风热感冒

（1）白茅根、芦根各 15g，葱白 3 寸，水煎代茶饮。用于风热外感。

（2）桑叶 6 ~ 9g，菊花 6 ~ 9g，芦根 15 ~ 30g，水煎分次服用。适用于小儿风热感冒轻症。

（3）金银花 6g，连翘 6g，栀子 5g，薄荷 2.5g，牛蒡 5g，桔梗 3g，甘草 3g。水煎分次服用。适用于小儿风热感冒重症。

（4）咸橄榄 4 只，芦根 30g，加水 1000mL 煎至 500mL 后饮服。

（5）金银花 15g、蜂蜜 50g、大青叶 10g，将金银花、大青叶放入锅内，加水煮沸，3 分钟后将药液滗出，放入蜂蜜，搅拌均匀即可，当茶饮。

（6）鲜芦荟 20g 生吃，细嚼慢咽，用于咽喉肿痛。

🦋 暑邪感冒

（1）金银花、连翘、蚤休各 8g，薄荷 5g，香薷 4g，以水浓煎至 100mL，每次 50mL，保留灌肠，1 日 2 次。用于伤暑感冒。

（2）鲜藿香叶、鲜荷叶各 10g。水煎，去渣，加白糖适量，随时饮服。能散风化湿祛暑。用于暑邪感冒。

（3）藿香、佩兰各 5g，薄荷 2g，煮汤以代饮料。可预防和治疗夏日暑湿型感冒。

（4）香薷 6g，藿香、佩兰、厚朴各 10g，炙枇杷叶 12g、鸭跖草 15g，每剂加水适量，浸泡半小时，武火煎 10 分钟，过滤取药液备用，每日 1 剂，分 2 次温服。适用于夏季暑热感冒。

时邪感冒

（1）青蒿30g，洗净后入砂锅加水煎煮去渣，取汁加白糖即可。早晚分服。用于流感初期。

（2）大青叶、板蓝根、贯众各30g，水煎代茶饮。可预防和治疗流行性感冒。

**专家提醒：**

　　上述的单验方一般用于感冒初期，症状较轻者，如果服药后病情无好转，还是应该尽早去医院就诊。

# 19 什么是小儿感冒的耳穴疗法

　　耳穴疗法，是用胶布将硬而光滑的药物种子或药丸等物准确地粘贴于耳穴处，给予适度的揉、按、捏、压，使其产生酸、麻、胀、痛等刺激感应，以达到治疗目的的一种外治疗法。又称耳廓穴区压迫疗法。

　　中医认为，人的五脏六腑均可以在耳朵上找到相应的位置，当人体有病时，往往会在耳廓上的相关穴区出现反应，刺激这些相应的反应点及穴位，可起到防病治病的作用，这些反应点及穴位就是耳穴。其实，耳穴贴压法是耳针治疗的方法之一。

　　耳穴贴压的贴压物多选王不留行子，也可用其他硬而光滑的药物种子或药丸。在家里找不到合适的药丸，用绿豆也可。还要准备胶布、耳穴贴压板、小刀、镊子、酒精或碘伏、棉球等。贴压时先探查穴位，然后消毒和脱脂，之后贴压穴位，最后按压穴位。

　　治疗感冒一般3～4天更换一次穴位，贴压期间，每天按压2～3

次，每次每豆 5 分钟。

具体选穴可参考如下：

（1）感冒急性期：以鼻塞、流涕、咳嗽为主者，取内鼻穴、外鼻穴、肺穴、气管穴。以咽干、咽痒、咽痛为主者，取咽喉、扁桃体穴、轮 1、轮 2、轮 3、轮 4、轮 5、轮 6。高热者，加耳尖穴有很好的退热作用。纳差者，加脾穴、胃穴、三焦穴。

（2）预防感冒：用食、拇指轻擦耳轮（耳朵的外周），擦至局部透热（由内向外发热）。两耳交替按摩，每日 1 次，一次 5 分钟左右。

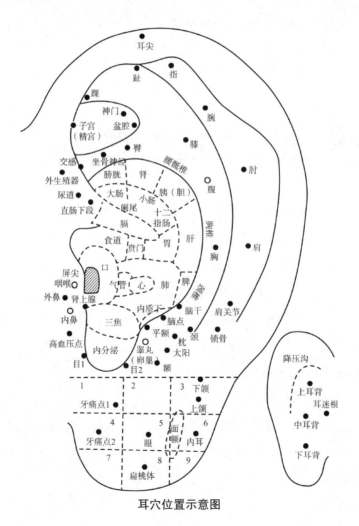

耳穴位置示意图

**专家提醒：**

贴压耳穴应注意防水，以免脱落。夏天易出汗，贴压耳穴不宜过多，时间不宜过长，以防胶布潮湿或皮肤感染。如对胶布过敏者，可用粘合纸代之。耳廓皮肤有炎症或冻伤者不宜采用。

# 20 针灸疗法能治疗小儿感冒吗

9岁的亚文上体育课出了一身汗，感觉热就把衣服脱了。没想到回家后亚文开始流鼻涕、打喷嚏，最糟糕的是鼻塞得厉害，呼哧呼哧地连睡觉都受影响。亚文妈妈带他去附近的社区医院就诊，想看看有什么办法能缓解一下鼻塞。医生拿出针灸针在亚文的脸上、背上、手上进行针刺，神奇的是没多久亚文的鼻塞缓解了，感觉舒服多了。那么，针灸疗法真能治疗感冒吗？医生具体是如何操作的呢？

针灸疗法治疗感冒具有起效迅速、副作用小等优点，下面做一简单介绍。

医生往往根据不同的证型，采取相应的穴位进行针刺：

（1）风寒感冒：取风池、合谷、大椎、风门、肺俞，中等刺激，不留针。

（2）风热感冒：取大椎、曲池、鱼际、外关、少商，中等刺激，不留针。

（3）湿热感冒：取合谷、支沟、中脘、足三里，中等刺激，不留针。

（4）气虚感冒：取大椎、合谷、肺俞、太溪，中等刺激，不留针。

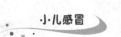
配穴如下：头痛加太阳，咽喉痛加少商，壮热者加十宣、耳尖，鼻塞加迎香，咳嗽痰多加天突、尺泽、丰隆，呕吐加内关，惊厥加百会。

**专家提醒：**

给小儿针刺，常用点刺法，而较少行针（提插、捻转等手法），一般也不留针。3个月以内的婴儿不宜针刺，婴幼儿宜少刺，对较大儿童也应取得患儿的合作。小儿囟门未闭者，囟门及头部腧穴不宜针刺。胸背部内有重要脏器的体表穴位不宜深刺。眼区腧穴要掌握好进针的角度和深度，忌大幅度提插捻转。脊柱上及督脉经腧穴亦忌深刺，以免伤及延髓、脊髓及内脏，而引起生命危险或致残。

# NO.5

# 孩子得了感冒，父母是最好的保健医

# 1 正常人的体温是多少，小儿体温和成人一样吗

西西 2 岁了，最近姥姥从老家赶来照顾他。姥姥每次挨着西西都觉得他热热的，感觉西西的体温比自己的高，可看看西西每天活蹦乱跳的，也不像有病的样子，难道小孩儿的体温比大人高？成人和孩子的体温多少是正常的呢？

我们知道，人和高等动物都有一定的体温。体温的产生是机体不断地进行新陈代谢的结果。同时，体温又是机体功能活动正常进行的重要条件。随着动物的进化，体温调节功能越来越完善。低等动物的体温随着环境温度的变化而变化，不能保持其体温的相对恒定，因此称为变温动物。人和高等动物能够在环境温度不同的情况下，通过对体内产热和散热过程的调节来保持体内环境温度的相对稳定，并提高对环境温度变化的适应能力，因此称为恒温动物。

在健康状态时，如饮食正常、衣着适宜，人体的体温一般是比较恒定的，即保持在 37℃上下（大致介于 36.2℃～37.3℃），而不因外界环境温度的改变而变化。但人体正常体温并不是指某一具体温度，而是一个温度范围。如对大多数正常成人来说，口腔体温范围在 36.7℃～37.7℃，腋窝温度范围在 36.0℃～37.4℃，直肠温度范围在 36.9℃～37.9℃。人体的体温虽然比较恒定，但人类个体之间的体温有一定的差异，少数人的标准体温可低于 36.2℃，也可高于 37.3℃。即使同一人体温在一日内

也不是完全一样的，昼夜间体温的波动可达 1℃ 左右。

在生活中我们发现体温的变化与年龄有关，年轻人体温偏高，老年人体温偏低。随着年龄的增长，其体温有逐渐降低的倾向，约每增加一个年龄段（10 年），平均降低 0.05℃。出现这些情况的部分原因可能与新陈代谢变化有关。幼儿因体温调节中枢功能不稳定，新陈代谢较旺盛，体温较成年人稍高。据观察，小儿腋温在春、秋、冬三季的平均温：上午 36.6℃，下午 36.9℃；在夏季：上午 36.9℃，下午 37℃。并发现有部分小儿腋温在 37℃ 以上，尤其在夏季居多，约占 50%。而且经观察，一部分腋温在 37℃ 以上的小儿，经长期随访未发现有任何疾病发生。

**专家提醒：**

如果想做一个有心的家长，可以在孩子健康时测量孩子的早、中、晚体温，了解孩子正常情况下的体温，以备发热时作为参考。

## 2 怎样判断小儿发热

萌萌 3 岁了，今天是她上幼儿园的第一天。妈妈下午去接她，一摸萌萌的额头觉得热热的，握住她的小手也有些发烫。妈妈紧张起来了，莫非萌萌不适应幼儿园，发烧，生病了？于是萌萌妈顾不上回家，带着孩子直奔医院，护士给萌萌测量体温，腋下温度 36.8℃，医生给萌萌做了检查，说萌萌一切正常。真是虚惊一场。那么，怎么判断小儿发热呢？

发热是指体温的异常升高。正常小儿腋下体温为 36℃～37℃，如超过 37.4℃ 可以认为是发热。但是，小儿的体温在某些因素的影响下，常

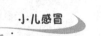

常可以出现一些波动。如在傍晚时，小儿的体温往往比清晨高一些。小儿进食、哭闹、运动后，体温也会暂时升高。衣被过厚、室温过高等原因，也会使体温升高一些。这种暂时的、幅度不大的体温波动，只要小儿一般情况良好，精神活泼，没有其他的症状和体征，一般不应该考虑是病态。

有些孩子经常出现手足心发热。有的家长一拉孩子的手，发现手心很热就认为孩子是发热了，盲目地给予退热药。其实，小儿的手足心热并不一定就是体温高。如果测一下体温，很可能在正常范围。孩子手足心热，从中医的角度分析，是因为阴虚火旺，也就是人们所说的孩子有"虚火"。这种情况不宜使用西药退热剂，而应该中医治疗。中药可选用生地黄、麦冬、沙参、玄参、玉竹、青蒿、牡丹皮等滋阴清热之品。同时让孩子多饮水，多吃青菜和水果，也可以经常用菊花泡水频饮。

**专家提醒：**

判断孩子是否发热，要依据体温计的数值，不能凭大人手摸、贴脸等主观感觉。有时大人的手受凉，或本身体温较低，会造成孩子发热的错误认识。

有时孩子手脚较凉，但腋下较热，这是体温要上升的标志，应赶紧测体温，必要时服用退热药物。

## 3 为什么小儿体温容易波动

张女士怀胎十月，终于顺利地生下了一个健康的宝宝。全家人都开心极了。宝宝的奶奶生怕孩子着凉，给他盖了厚厚的小被子。护士来测体温，宝宝居然体温是 37.6℃。张女士很紧张，难道宝宝生病了？护士说是因为房间温度太高，宝宝盖得太厚了。护士帮着他们打开窗户，又把宝宝的厚被子撤掉，过了一会儿，孩子的体温慢慢降到正常了。那么为什么小儿的体温容易波动呢？

小儿时期中枢神经系统调节功能比较差，体表面积相对大，皮肤汗腺发育不全，所以体温调节功能不稳定，产热和散热容易发生不平衡，体温容易波动。年龄越小，体温调节能力就越差。尤其是新生儿，皮下脂肪薄，肌肉不发达，运动能力弱，所以体温调节功能更不稳定，体温更易受环境温度影响而发生变化。

在正常情况下，小儿的体温可以波动于一定范围。运动、进食、哭闹等原因，常常会使体温暂时升高；突然进入高温环境，室温过高或衣被过厚，也会使体温暂时升高。相反，运动减少、睡眠过程中、饥饿、体弱儿等，体温也会降低。

另外，在正常情况下，小儿一日内的体温也常常有一些波动。一般在傍晚时体温往往比清晨略高一些。

当小儿体温出现轻度波动（1℃以内）的时候，应结合有无上述情况，有无相关的临床症状，综合分析判断，判定是否属于病态；或者进行动态观察，或排除干扰因素后再进行测定。一般来说，只要小儿全身情况良好，这种短暂的幅度不大的体温波动，不应该考虑为病态。

**专家提醒：**

孩子感冒发热时体温也一样会有所波动，而不会固定在一个温度。出点汗，或去医院路上吹点风都会使孩子的体温一过性下降。早晨孩子体温正常，到了下午和晚上往往会再度发热。所以体温暂时正常并不意味着孩子的感冒好了。

# *4* 怎样给孩子正确量体温

7个月的瑾儿自出生以来一直没闹过病。可是昨天晚上妈妈发现她身上很烫，想给她测一下体温，家里也没体温计。好容易挨到天亮，赶去药店买了一支体温计，给瑾儿塞到腋下，又不知道到底该量多长时间，最后只好带瑾儿去了医院。那么，到底应该如何给孩子正确测量体温呢？

测体温看起来是一项简单的操作，但如果不掌握方法也时常会出现一些差错。下面就做一简单的介绍。

目前一般家庭中最常使用的温度计是玻璃体温计，它是由玻璃制成的细棒状，中心为一封闭的细管，管子的一端膨大为水银储池，称为水银头。这种温度计的测量范围为35℃～42℃。分度值为0.1℃。

在测体温前，首先要看一看体温计的水银线是否在35℃以下，如果超过这个刻度，就应将水银柱一头朝下轻轻甩几下，使水银线降至35℃以下。

💛 测量的位置

可选腋下、口腔、直肠三个部位。

（1）腋下：先将腋窝皮肤的汗液擦干，然后将体温计水银头端放在腋下最顶端（即腋窝深处）。用上臂将体温计夹紧，以免脱位或掉落。测量5～10分钟。取出体温计，读取温度数据。测量时间不宜超过10分钟，过久后，所测体温有渐增趋势。瘦人腋窝空隙过大，不宜使用腋下体温计。此法不易发生交叉感染，是测量体温最常用的方法。

（2）口腔：先用75%酒精消毒体温表，然后将水银头端放在舌下，紧闭口唇，放置5分钟后拿出来读数。昏迷、躁动、呕吐的患儿以及有鼻腔或口腔疾病者，不宜使用口腔测量体温。一般而言，婴幼儿不宜使用口表，以免因哭闹咬破体温表而发生意外。

（3）直肠：病人侧卧或仰卧位，下肢屈曲，将体温表水银头用油类润滑后，慢慢插入肛门，深达肛表的 1/2 为止，婴幼儿将水银头放进肛门即可。放置 5 分钟后读数。测时要用手扶住体温表，防止破碎而刺伤小儿肛门。多用于昏迷病人或小儿。直肠温度最为准确，但是较大的孩子会感到难为情。另外，如果置入温度计的方式不正确则会让病人感到不舒服甚至疼痛。

🦋 读数方法

一手拿住体温计尾部，即远离水银柱的一端，使眼与体温计保持同一水平，然后慢慢地转动体温计，从正面看到很粗的水银柱时就可读出相应的温度值。读数时注意千万不要用手碰体温计的水银端，这样会影响水银柱而造成测量不准。

🦋 注意事项

若测量时间未到，松开腋下，则需重新测量，时间应重新计算。在测量体温前，凡影响实际体温的因素（如饮开水或冷饮等）均应避免，喝热饮、剧烈运动、情绪激动及洗澡需待 30 分钟后再测量。玻璃体温计最高温度值是 42℃，因此在保管或清洁时温度不可超过 42℃，不可将体温计放入热水中清洗或用于测量水及其他物体的温度。

**专家提醒：**

测量小儿体温时应注意，体温表不能夹在内衣的外面，应紧贴腋窝处的皮肤，从而获取准确的体温。

# 5 玻璃体温计打碎了该怎么办

韩航是个 3 岁的小男孩，今天早晨起来妈妈觉得他有些发烧，就拿出家里的玻璃体温计给他测体温。谁知妈妈刚一转身，准备给他倒杯水喝，就听"咔嚓"一声，韩航竟然把体温计给咬断了。妈妈吓坏了，抱起韩航就往医院跑，让医生赶紧给孩子洗胃，以免造成汞中毒。韩航妈妈的担心有道理吗？玻璃体温计打碎了究竟应该怎么办呢？

打碎体温计，水银掉落在地面或室内桌椅等处后，马上会形成很多小汞珠。由于汞的沸点低，容易挥发，汞撒落后会蒸发，很快会污染室内空气，还可能会通过呼吸道吸收进入血液，使人发生汞中毒。

金属汞在空气中的最大允许浓度为 $0.01mg/m^3$，一般情况下，人在汞浓度为 $1.2 \sim 8.5mg/m^3$ 的环境中很快会引起中毒。一支水银体温表中含有 1g 汞，打碎后落在 $15m^2$ 房间的地面上，汞如果完全挥发，室内空气中汞的浓度可达 $22mg/m^3$，这个数值大大超过了允许标准，会严重危害到人的身体健康。

那么，玻璃体水银体温计摔碎后洒落地面的水银应该如何清除呢？

水银是常温下唯一呈液态的金属，含有它的用品一旦被打碎，水银很快就会蒸发，形成球体滚落，这时，要马上关掉室内所有的加热装置，打开窗户通风。戴上手套，尽快把水银收集起来。收集的方法是：如汞滴较大，可用稍硬的纸卷成筒吸纳汞滴，或用注射器把肉眼看得见的水银吸到可以封口的瓶中。没有注射器的也可用湿润的小棉棒或胶带纸将洒落在地面上的水银粘集起来，和破损的水银温度计一起，放入可以封口的瓶中，并在瓶中加入少量水，瓶上写明"废弃水银"等标识性文字，交给社区居委会废液管理人员处理或送到环保部门专门处理。千万不要把收集起来的水银倒入下水道，以免流到别处造成污染。切勿直接用手或身体其他部位与之接触，并小心不要踩到污染的区域或将汞滴弄破。

当汞滴散落在缝隙中或十分细小时，难以完全收集起来，可用硫磺粉末（一般药房均有出售）洒在水银洒落的地方。汞遇到硫磺后，会生成难以挥发的硫化汞化合物，能防止水银挥发到空气中，这样汞的污染也就不存在了。放置 3～4 小时后清扫，清扫后的垃圾（不得随意丢弃）用报纸包好交给管理人员做统一处理。与此同时，房间应开窗通风（保持 3 小时以上）。

如果在床铺上打碎水银体温计，为避免对身体造成可能的危害，受污染的被褥和衣物最好不要继续使用；可用塑料袋将受污染物包好，交管理员按水银污染物做统一处理。

水银在常温下即可蒸发成气态，很容易被吸入呼吸道，引起中毒。因此，在处理散落在地的水银时最好戴上口罩。如果伤口碰到水银，应到医院的中毒防治科进行检查，防止出现中毒现象。

在家里打破水银体温计后处理得比较及时、干净，家里通风条件也比较好的话，一般不会引起汞中毒。

孩子将体温计咬碎后家长往往极度恐慌，生怕孩子汞中毒。其实，水银被孩子吞到肚子里并不会引起汞中毒。因为体温计内的水银是金属汞，而不是离子汞，所以，它在胃肠道内几乎不被吸收，也很难起化学变化，不会转变为有毒的汞离子。如果孩子没有腹痛、吐血等情况，口腔和咽部都没有损伤，一般无需洗胃，可以给孩子吃一些不好消化的食物，如长段的韭菜。这是因为长段的韭菜在胃肠道不会完全消化掉，在肠道蠕动时会逐渐裹住碎玻璃和水银"珠"推向肛门，能起到保护胃肠黏膜的作用，帮助排出水银和碎玻璃。

吞入水银后喝鲜牛奶起不到什么作用，因为牛奶中的蛋白质不能与水银相结合。体温计中的水银入肚后一般一两天便能随大便排出体外。孩子吞入水银后的一两天内，一定要处理好他的大便，不要拉在地上，水银是很难清扫干净的，而且"水银泻地，无孔不入"。因此，孩子吞入

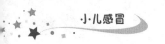

水银后，2 天内要将大便排入便盆中，然后再按照上面所说的水银掉在地上的方法进行处理。

**专家提醒：**

　　在使用玻璃体水银（汞）体温计时一定要小心，避免摔坏或被不懂事的孩子咬断。有儿童的家庭一定将玻璃体水银（汞）体温计放到儿童接触不到的地方，更不允许给孩子当玩具玩。

## 6 目前还有哪些新式体温计

　　玻璃体温计具有示值准确、稳定性高的特点，还有价格低廉、不用外接电源的优点，是目前使用最广泛的体温计。但玻璃体温计的缺陷也比较明显，易破碎，存在水银污染的可能；测量时间比较长，对急重病患者、老人、婴幼儿等使用不方便，读数比较费事。随着科学技术的发展，目前已出现了不少新式的体温计，下面做一简单介绍。

　　🦋 电子体温计

　　电子体温计由温度传感器、液晶显示器、纽扣电池、专用集成电路及其他电子元器件组成。能快速准确地测量人体体温，与传统的水银玻璃体温计相比，具有读数方便、测量时间短、测量精度高、能记忆并有蜂鸣提示的优点，尤其是电子体温计不含水银，对人体及周围环境无害，特别适合于家庭、医院等场合使用。测温范围为 32℃～43℃。主要有以下几种类型：

　　（1）硬质棒式：家庭普遍适用，采用腋窝测量和口腔测量方式的一种温度计。

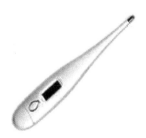

**图1　硬质棒式电子体温计**

（2）软质棒式：软头电子体温计前端可任意弯曲，多方位，无死角，适合各部位的测量，一般可采用口腔、腋下、肛门三种量法。

（3）奶嘴式：婴儿奶嘴式电子体温计是针对婴幼儿的生理特点而精心设计制造的。部件设计全部采用圆滑弧线，曲率依据宝宝口型，硅胶奶嘴内含温度传感器。奶嘴式体温计可在安抚婴儿的同时量取体温，有些产品还具有可记忆一次或多次温度、发热报警、能够定时自动关机等功能。其不足之处在于示值准确度受电子元件及电池供电状况等因素影响，不如玻璃体温计。

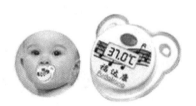

**图2　奶嘴式电子体温计**

🐾 红外体温计

（1）耳温体温计：体温计一般在腋下、口腔、直肠等处使用，在实际应用中，人们普遍感觉不方便或不舒服。耳式体温计是通过测量耳朵鼓膜的辐射亮度，非接触地实现对人体温度的测量。只需将探头对准内耳道，按下测量钮，仅有几秒钟就可得到测量数据，非常适合急重病患者、老人、婴幼儿等使用。但在使用初期，使用者由于不太熟悉这种操

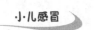 

作方式，可能会得到几个不同的测量数据，一般来讲实测最大值即是所要数据。使用者熟悉后会比较满意这种体温计。

该类产品使用舒适，温和，宝宝没有任何不舒服的感觉，睡觉时测量也不用担心吵醒宝宝。使用时更换保护胶套，可避免细菌传染。

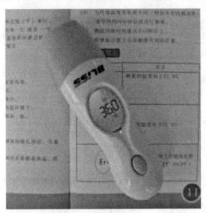

图 3　耳温体温计

（2）额温体温计：额温体温计是通过红外线照射到额头表面反射回来的情况与光谱温度对应表对照，从而得出准确的温度值。

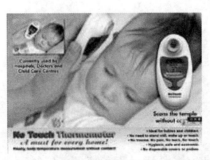

图 4　额温体温计

（3）耳额温枪：耳额温枪是一种电子红外体温计，可以经由人的耳道和额头部位轻松测量体温，现已被广泛应用于公共场合人群体温的测量。使用时按扫描键启动，将测量探头置入耳道，按压扫描一次；或将测量探头平贴于一端太阳穴，按住扫描键不放，沿额头移到另一端太阳穴。听到"哗"声后，测量完成。

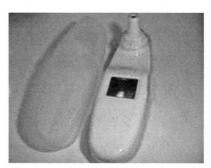

**图 5　耳额温枪**

🦋 **片式体温计**

片式体温计或点阵式体温计只有名片大小，长 6 ～ 7cm、宽 0.5cm 左右，上面布满了一些附有数字的排列整齐的圆点。在进行体温测试后，某一数值以下的圆点会全都变暗，而其余圆点颜色不变，使用者即可根据上述变化确定体温。

这种温度计价格不高，体积较小，便于携带和储存，本身污染非常小，特别适用于医疗机构，可以一次性使用，避免交叉感染。

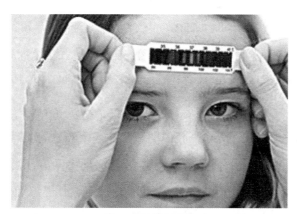

**图 6　片式体温计**

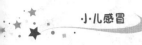

**专家提醒：**

　　玻璃体温计属于国家强制检定计量器具，而且生产和使用历史较长，无论是在产品质量还是在监督管理方面基本上比较规范。各种新式体温计目前尚未受到国家有关部门严密有效的监督管理。如果消费者想选用电子、红外等体温计进行体温测量，应该注意以下两点：

　　（1）由于体温测试要求比较严，一般要求体温计的示值误差为 ±0.1℃，家长所选购体温计的准确度必须满足此项要求。

　　（2）仔细阅读使用说明书，注意操作要点。在开始使用时可以与玻璃体温计对比使用，以确定使用方式是否正确。

## 7　如何给孩子滴鼻子药水

　　森森5岁了，这几天发热、鼻塞、有点咳嗽，妈妈带他去医院看病，医生说是感冒，开了一些口服药。因为森森鼻塞较重，影响睡眠，医生还给他开了滴鼻子的药水。可回家后，森森妈妈却怎么也给孩子滴不好鼻子药水，好不容易点进去了，森森又说药流到嗓子里了。那么，应该如何给孩子滴鼻子药水呢？

　　首先，在用药前需清除鼻腔内的分泌物，会擤鼻涕的小孩擤出鼻涕，不会的小儿可由家长用棉签将鼻内分泌物清理干净。注意动作要轻柔，避免太过用力以致损伤鼻黏膜。滴药时要让孩子有思想准备，争取孩子的主动合作，不合作的小儿可在其熟睡后进行。滴药时小儿须取坐位或仰卧位。坐位的小儿身体靠在椅背上，头向后仰，鼻孔朝上。仰卧位者把枕头垫在肩背下，使头向后垂，鼻孔向上，以便于药液滴入。滴药前家长要注意查看准备滴入药品的名称，以防用错其他药品。滴药时，家长用左手轻轻推起鼻尖部，使鼻腔成分暴露，右手持滴鼻药水对准鼻孔，每个鼻孔滴入 2 ～ 3 滴，滴完后用手指轻轻按压鼻翼，使药液与鼻黏膜充分接触。滴药后不要让孩子抬头或站立，要静坐或静卧 2 ～ 3 分钟，使药液充分流入和接触，治疗效果才会较好。滴药后，药液可能会流到咽部，有的药液有异味，小儿会感觉不适，可以用清水漱口来清除口咽部残余的药液、异味。

**专家提醒：**

　　滴鼻药水要在医生指导下使用，不能随意乱用、多用，否则会适得其反。

## 8 如何在家中用灸法治疗小儿感冒

　　灸法是用艾绒或其他药物放置在体表的腧穴上烧灼、温熨等，借灸火的温和热力以及药物的作用，通过经络的传导，起到温通气血、扶正祛邪作用，达到治疗疾病和预防保健目的的方法。是针灸医学的主要组成部分，也是我国重要的传统非药物疗法之一。灸法有艾炷灸（直接灸、间接灸）、艾条灸、温针灸、电热灸、敷药灸（药物发泡灸）等。

　🦋 操作方法

　　（1）艾条灸：是用质地柔软、疏松而又坚韧的桑皮纸把艾绒裹起来，卷成直径约 1.5cm 的圆柱形，越紧越好，卷紧后用胶水或浆糊封口而成。称为艾条灸。将艾条点燃一端后在施灸部位（穴位）重灸即可。艾条灸可分为温和灸、回旋灸和雀啄灸三种。温和灸是指将艾条燃着的一端靠近穴位熏灼，距皮肤 2～3cm，以患儿有温热舒适为度，可固定不移，每处灸 5～10 分钟，至皮肤稍有红晕。回旋灸是将点燃的艾条悬于施灸的部位平行往复回旋移动，使皮肤有温热感，距皮肤 2～3cm，灸 20～30 分钟。雀啄灸是将点燃的艾条于施灸部位上约 3cm 高处，对着穴位，像小鸟雀啄米样，一起一落，忽近忽远地灸，每处灸 5 分钟。此此法多用于儿童。

（2）艾炷灸：用艾绒捏成上尖底平的圆锥形小体，安放在穴位上，点燃其尖端以施灸，每燃烧 1 枚艾炷即为 1 壮。艾炷灸又分直接灸和间接灸两种。直接灸是将灸炷直接放置在皮肤穴位上施灸。间接灸施灸时在艾炷与穴位之间垫一隔物，将艾炷点燃施灸。医生常选择姜、蒜、盐等作为间隔物。

（3）温针灸：主要是利用烧燃的艾条或艾绒使针体温度升高，然后进行针刺。

小儿皮肤娇嫩，又不易配合，故不宜使用艾炷灸和温针灸。用艾条灸时，施灸者须将食、中两指分开置于施灸部位的两侧，通过操作者手指的感觉来测知患儿局部受热的程度，以便及时调整施灸的距离。施灸后，局部皮肤出现微红灼热，属于正常现象，无需处理。如因施灸过量，局部出现小水疱，只要不擦破，可任其吸收。若水疱较大，可用消毒过的针刺破水疱，放出液体，再涂以消炎药膏，并以消毒纱布保护。

❤ 具体选穴

（1）风寒感冒：一般主穴可选用风池、风门、合谷等穴。发热者加大椎，流涕加列缺，头痛加攒竹，咳嗽加肺俞。每穴 5～10 分钟，以表皮温热为宜，每日 1～2 次。

（2）预防：在本病流行季节，每日灸风门或足三里，有预防感冒的作用。

**专家提醒：**

使用灸法时一定要注意避免烫伤小儿。

# 9 常灸足三里，小儿不感冒

6 岁的森森从小就经常感冒，每过一段时间不是流鼻涕、鼻塞，就是发热、咳嗽，是医院里的常客。为此森森的父母伤透了脑筋，遍访各大医院，试过各种偏方验方，可森森还是一两个月就感冒一次。几个月前森森妈妈的同事让森森妈妈给孩子艾灸足三里，坚持了几个月下来，森森还真没再感冒，身体也强壮起来了。那么，为什么常灸足三里，小儿不感冒呢？具体如何操作呢？

唐朝名医孙思邈有一句保健名言"若要安，三里常不干。"意思是说使足三里穴常常保持湿润的状态，即常灸足三里，久之使穴位处出现小水疱、结痂，形成瘢痕，有强身健体、延年益寿之效。

足三里穴是"足阳明胃经"的重要穴位，是四总穴之一，也是全身强壮穴之一。古今大量的针灸临床实践都证实，足三里是一个能防治多种疾病、强身健体的重要穴位。它具有调理脾胃、补中益气、通经活络、疏风化湿、扶正祛邪之功能。现代医学研究证实，刺激足三里穴，可调节胃肠蠕动及胃酸分泌，增加白细胞数量并增强其吞噬功能，同时可提高机体各种特异性和非特异性的免疫功能，增强人体防御能力，研究表明艾灸足三里确有预防和治疗感冒的作用。

艾灸足三里的基本作方法：

首先选好足三里穴的位置。该穴位于外膝眼直下三寸、胫骨前嵴外侧一横指处。具体取穴方法有好几种。最简便的是让患儿正坐屈膝，以患儿本人的手按在膝盖上，示指扶于膝下胫骨，当中指尖处即是足三里穴。

选好穴后用 75% 酒精棉球消毒，然后可以用紫药水或红药水点个点，做个记号。足三里以艾条悬灸为好，将艾条的一端点燃，对准足三里穴，在距皮肤 2 ～ 3cm 处固定，进行熏烤，使局部有温热感而无灼痛，或在施灸时，手持艾条，使点燃的一端与皮肤保持一定距离，但不固定，而是向左右方向移动或反复旋转施灸；或使艾条燃着的一端与穴位不固定在一定的距离上，而是像鸟雀啄食一样，垂直穴位一上一下移动施灸。每次灸 10 ～ 15 分钟，以灸至局部皮肤感到温热、发红为度，隔日灸 1 次，每月可灸 10 次。传统的瘢痕灸因会造成局部皮肤的疼痛、水疱、瘢痕，不太容易被小儿接受，因此不推荐用于儿童。

艾灸足三里贵在坚持。如果觉得灸足三里比较麻烦，也可以每天早晚按摩足三里穴，即大拇指按压穴位，并加以揉动，直至局部有酸胀发热的感觉，每次 10 ～ 15 分钟。如果能做到定期施灸或按摩，长期不懈，定可收到强身健体、减少感冒之功效。

## 10 小儿推拿的常用穴位和手法

小儿推拿疗法，简单、方便、有效，不受设备、医疗条件的限制，又能免除患儿服药、打针之苦，因此深受患儿及其家长的欢迎。小儿推拿的穴位特点，主要表现在特定的穴位上。这些穴位大多集中于头面及上肢部，且穴位不仅有点状，也有线状和面状。点状，即一个点是一个穴位，如手背腕横纹中央点即是一窝风穴（相当于针灸的阳池穴）。线状，即从一点到另一点连成的一条线，如前臂的三关穴和六腑穴都是线状穴。面状，即人体的某个部位就是一个穴，如整个腹部为腹穴。临床操作中，一是强调先头面、次上肢、次胸腹、次腰背、次下肢的操作程序；二是强调手法的补泻作用；三是重视膏摩的应用和使用葱汁、姜汁、滑石粉等介质进行推拿，这样既可保护娇嫩皮肤不致擦破，又可增强手法的治疗作用。

小儿推拿的对象，一般是指5岁以下的小儿；用于3岁以下的婴幼儿，效果更佳。其治疗范围比较广泛，如泄泻、呕吐、疳积、便秘、厌食、脱肛、感冒、发热、咳喘、惊风、遗尿、肌性斜颈、斜视、小儿瘫痪等症。

### 小儿推拿常用穴位

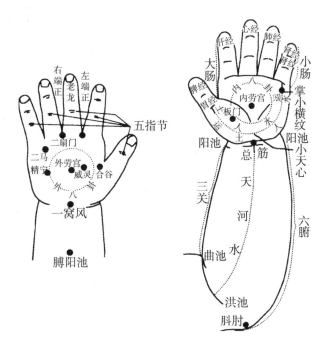

图7　小儿特定穴上肢图

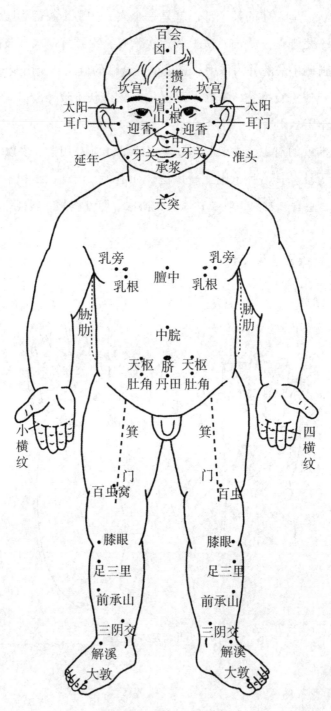

**图8 小儿特定穴正面图**

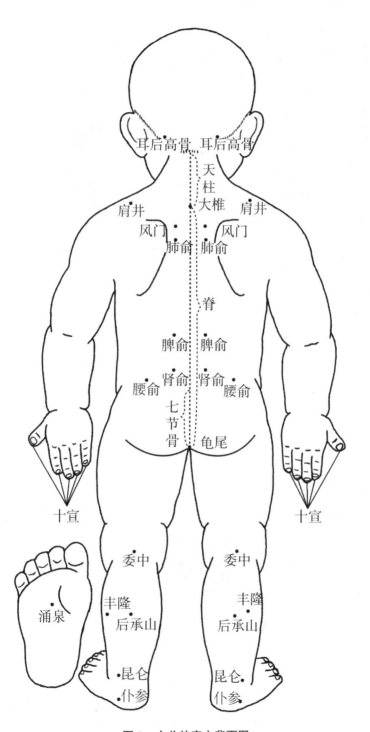

图9 小儿特定穴背面图

🦋 小儿推拿常用的手法

（1）推法：用拇指或食、中二指螺纹面沿同一方向运动，称为"推法"。

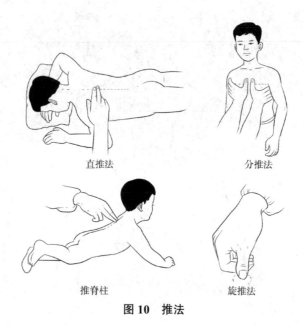

直推法　　　　　　　　　　分推法

推脊柱　　　　　　　　　　旋推法

图 10　推法

（2）拿法："拿法"是用拇指和食、中两指相对用力（或用拇指和其余 4 指相对用力），提拿一定部位或穴位，做一紧、一松的拿捏。

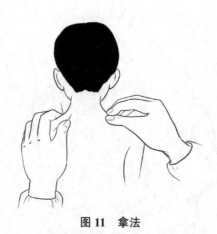

图 11　拿法

（3）按法："按法"是用手指或手掌按压小儿的一定部位或穴位，逐渐用力向下按压。

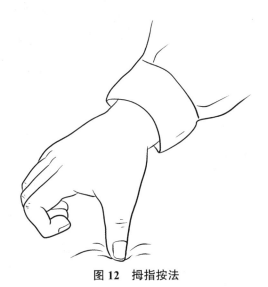

**图 12　拇指按法**

（4）摩法："摩法"是用食指、中指、无名指和小指指腹或手掌掌面放在一定部位，以腕关节带动前臂，沿顺时针或逆时针方向做环形抚摩。频率是每分钟 120 次。

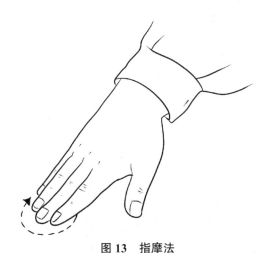

**图 13　指摩法**

（5）捏法（捏脊）：捏法是用拇指、食指、中指三指轻轻捏拿肌肤，作用于背部正中，又叫"捏脊"。从"长强穴"到"大椎穴"成一直线，操作时应由下向上捏拿。捏脊有两种方法：一种是拇指在前，食指在后；另一种是拇指在后，食、中两指在前。在捏脊时，每捏3～5遍后，在第4或第6遍时，每捏3次，将肌肤捏住向上提拉1次，称"捏三提一"，也可以"捏五提一"。

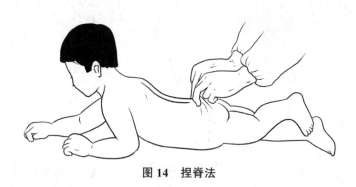

图14　捏脊法

（6）揉法："揉法"是用手指的螺纹面、大鱼际或手掌，作用于一定的部位或穴位，做环形揉动。

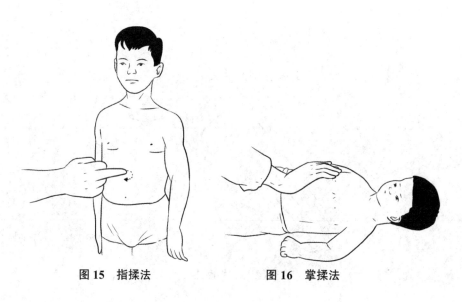

图15　指揉法　　　　　图16　掌揉法

（7）掐法："掐法"是用指甲着力重按穴位。

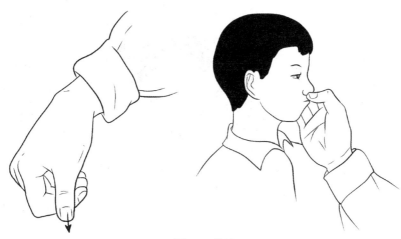

图 17　掐法

（8）擦法："擦法"是用手掌、鱼际或食、中指二指螺纹面着力于一定的部位，做往返的直线擦动。

（9）搓法："搓法"是用双手的掌面夹住或贴于一定部位，相对用力做快速搓转或搓摩，并同时做上下往返的移动。

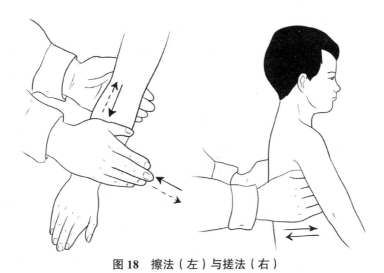

图 18　擦法（左）与搓法（右）

（10）摇法："摇法"是用一手持住肢体或关节的近端，另一手持住关节的远端，做一定幅度的摇动，如摇颈。

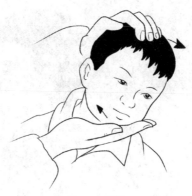

图 19　摇法

# 11 如何在家运用推拿疗法治疗小儿感冒

## 常用穴位及手法

开天门 40 次，分推坎宫 40 次，运太阳 40 次，揉迎香 20 次，推三关 300 次，推天河水 300 次，推六腑 300 次，揉肺俞 50 次。

（1）开天门：医者用两手大拇指指腹自眉心交互推至前发际，常作为每次推拿的第一个步骤。有发汗解表、开窍醒神等作用。可以治疗感冒、发热、头痛、惊风、神疲乏力等症。

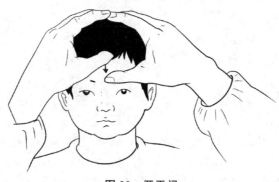

图 20　开天门

（2）推坎宫：用两手大拇指指腹沿眉毛上缘向两侧分推至眉梢，常用作每次推拿的第二个步骤。有发汗解表、开窍醒神等作用。可治疗感冒、发热、头痛、目赤痛等症。

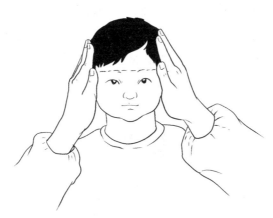

图 21　推坎宫

（3）运太阳：用两手大拇指指腹分别按在两侧颞部太阳穴上，做轻柔缓慢的环形移动，向眼方向运为补，向耳方向运为泻。每运 3 次后轻轻按一下，常用作每次推拿治疗的第三个步骤。有发汗、止汗、明目醒神等作用。

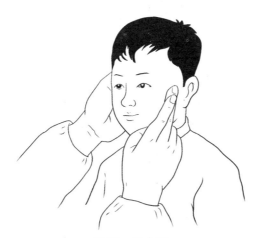

图 22　运太阳

（4）揉耳后高骨：耳后高骨位于耳后入发际高骨下凹陷中，可用手触摸耳垂后面，有称为"乳突"的凸骨，从此骨下方沿后缘，触摸上方的骨头，有一浅凹。一压，即有震动感，这就是此穴。操作时用两拇指或中指指端以两拇指或中指端揉高骨，称揉耳后高骨。共30～50次。可以疏风解表，止头痛，兼安神除烦。主治外感发热，头痛，神昏烦躁，惊风等。揉耳后高骨为小儿治外感四大手法之一，常与其余三法（开天门、推坎宫、运太阳）合用。

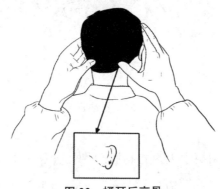

图23　揉耳后高骨

（5）推三关：三关穴在前臂屈侧面的桡侧缘。自腕推至肘有补气发表、祛风散寒等作用。主治伤风感冒、发热恶寒等症。

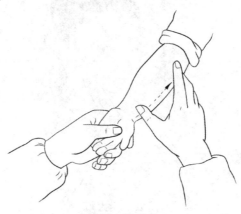

图24　推三关

（6）推六腑：六腑穴在前臂伸侧面尺侧缘，自肘推至腕有清热止汗等作用。主治高热、昏迷、抽搐等症。

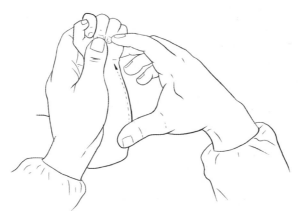

图 25　推六腑

（7）推天河水：推前臂屈侧面中线，有退热、清心、除烦作用，主治诸热惊风、口渴咽干、夜啼、口舌生疮等症。

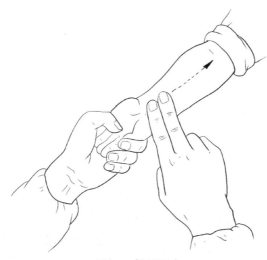

图 26　推天河水

（8）推脊：由上向下在脊柱正中线上推之。有退热、镇惊作用。

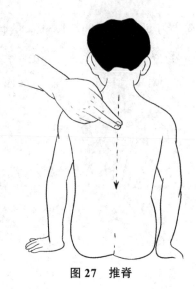

图 27　推脊

（9）揉涌泉：按揉足心凹陷处。主治呕吐、腹泻、发热等症。

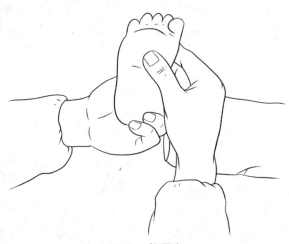

图 28　推涌泉

（9）揉外劳：按揉掌背中，与内劳宫相对处。主治风寒感冒、腹痛、腹泻、痢疾、脱肛、遗尿、疝气等症。

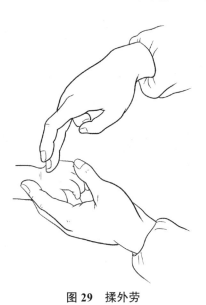

**图 29　揉外劳**

🦋 辨证加减

（1）风寒感冒，寒重热轻者，减去推六腑，加重推三关（增加 300 次），揉外劳宫 100 次，按揉风池 10 次，拿肩井 5 次，揉按合谷 10 次。

（2）风热感冒，热重寒轻者，减去推三关，加重推六腑（增加 300 次），清肺经 300 次，揉大椎 300 次，按揉曲池 30 次；热盛者加推脊 300 次，推涌泉 200 次。

**专家提醒：**

　　掐、拿、捏等较强刺激手法，一般应放在最后操作，以免刺激过强，使小儿哭闹，影响后来的操作治疗。

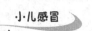
## 12 推天河水——最有效的退热法

悠悠昨天有点流鼻涕，今天开始发烧了，妈妈给她测了体温37.8℃，看她精神头还行，蹦蹦跳跳的，悠悠妈妈就没太在意。可到了晚上，悠悠躺在床上不动，话也懒得说，也不吃饭，一测体温，达到了39.0℃。悠悠妈妈有点着急了，可又不想用退烧药，于是给孩子试着用了前几天学的推天河水的小儿推拿方法，没想到悠悠的烧还真退了。那么，具体如何操作呢？

天河水，位于前臂正中，从总筋至洪池（曲泽）成一直线。操作时，术者以左手握住患儿的手掌，用右手食、中二指面从腕横纹推到肘横纹，名推（清）天河水；从掌心劳宫推至肘横纹，名大推天河水。由腕横纹推至肘横纹，再以食、中二指蘸水自总筋处，一起一落弹打如弹琴状，直至洪池，其声音就像是马过河发出的响声，一边敲打，还要一边以同一方向吹气，称为打马过天河。

推的时候最好在穴位上抹一些滑石粉或香油，免得推破皮肤，一般学龄儿童退热可推300～400下，6岁以下的小儿可推200～300下。

该方法用治一切热证。清天河水性微凉，较平和，能清热解表、泻火除烦，主要用于治疗热性病症，清热而不伤阴分。多用于五心烦热，口燥咽干，唇舌生疮，夜啼等症。对于感冒发热，头痛，恶风，汗微出，咽痛等外感风热者，可配合使用开天门、推坎宫、揉太阳等手法。还可酌情加揉风池、大椎、肺俞等穴位。打马过天河清热之力大于清天河水，多用于实热、高热等症。

**专家提醒：**

如果孩子是畏冷怕风、神倦易困的虚寒性体质，则最好不要使用推天河水。推天河水对那些夜里手脚心发热，汗出热不退，烦躁难眠，夜咳不止等热性病症最为有效。

# *13* 迎香穴——开通鼻窍就按它

8 个月的妮妮这两天流鼻涕、鼻塞，尤其是到了晚上鼻子不通气，张着嘴呼吸，呼哧呼哧的，睡不踏实，吃奶也不顺畅，总是哭闹，妮妮妈妈很着急，不知如何是好。妮妮奶奶来看孙女，在孩子的迎香穴按了一阵，妮妮的鼻子竟神奇般地通气了，踏实地睡了一大觉。那么，妮妮奶奶是如何按压的呢？

我们知道，由于小儿鼻腔相对较短，后鼻腔狭窄，无鼻毛，而且黏膜柔嫩、血管丰富，易充血、肿胀而出现鼻腔堵塞，影响孩子呼吸。如果出现这种情况，可以给孩子按摩迎香穴，能明显改善鼻塞症状，开通鼻窍。

迎香穴位于人体的面部，在鼻翼旁开约 1cm 皱纹中（在鼻翼外缘中点旁，当鼻唇沟中），左右各一。取穴时一般采用正坐或仰卧姿势，眼睛正视，在鼻孔两旁五分的笑纹（微笑时鼻旁八字形的纹线）中取穴。迎香穴的主要功用是祛风通窍，理气止痛。

常用的按摩迎香穴的方法有以下三种：①家长用食指指尖点压按摩迎香穴，以左右方向刺激比较有效，1 次约 1 分钟，按摩后给孩子喝 1 杯热开水。②用拇指外侧沿笑纹及鼻子两侧，做上下、呈正三角形方向按摩。1 次约 1 分钟，按摩后喝 1 杯热开水。③将食指指尖置于迎香穴，做旋转揉搓。大一点的孩子可配合鼻吸口呼。吸气时向外、向上揉搓，呼气时向里、向下揉搓，连做 8 次，多者可达 64 次，如伤风感冒、鼻流清涕或鼻塞不通，尽可多做。鼻塞时按揉迎香穴，通常可缓解鼻塞。若未见效，可按压印堂穴（在左右眉头间的中央）。将中指指腹按在印堂穴上，稍用力往上推，再缓慢往下压。如此几次施加刺激，鼻塞就可消失。此外，刺激脖子后面的风池穴也有效。

按摩迎香穴的方法，可有效改善局部及其邻近组织的血液循环，增强患儿对天气变化的适应能力和对病邪的抗击能力。如果天天坚持，还有减少呼吸道疾病发生的作用。

## 14 如何用推拿手法治疗小儿咳嗽

岩岩这几天有点咳嗽，妈妈虽然给他喂了一些药，可岩岩一到晚上就咳嗽。他一咳嗽，岩岩妈妈就睡不着了，于是试着用刚学到的推拿手法给岩岩推了一遍。一套做完之后，岩岩的咳嗽明显减少了，接下来岩岩妈又连着做了好几天，岩岩的咳嗽基本缓解了。那么，这些简便易行的推拿手法到底是什么呢？

推拿治疗咳嗽的手法很多，下面介绍最常用的几个手法：

🦋 清肺经

位置：无名指末节螺纹面。

手法：从手指肚向指跟方向直推，共 300 次。

🦋 运内八卦

位置：手掌面，以掌心为圆心，从圆心至中指指横纹约 2/3 处为半径作圆周。

手法：以拇指做顺时针方向揉运，共 30 次。

🦋 按揉天突

位置：胸骨上窝正中。

手法：以拇指或掌根逐渐用力向下按压，称按法。拇指或中指端固定于穴位上，按顺时针或逆时针方向旋转揉动，为揉法。共 50 次。

🦋 揉乳根和乳旁

位置：乳头向外旁开 2 分为乳旁，乳头向下 2 分为乳根，两穴常合并使用。

手法：食、中两指分别放置于乳旁、乳根穴轻轻按揉，共 50 次。

🦋 揉肺俞

位置：第三胸椎与第四胸椎棘突之间，左右各旁开 1.5 寸。让孩子趴着，双手放在身子两侧，肩胛骨（就是后背肩膀附近的两块骨头，在抬动双肩的时候会跟着上下移动）的下缘水平连线正好经过第七胸椎棘突下，顺着孩子的脊椎骨往上倒数，数到第三胸椎就好啦。从脊柱到肩胛骨内侧缘是 3 寸，1.5 寸就是中间的位置。

手法：以食、中两指分别置于左右肺俞穴位揉动，揉 50 ～ 100 次。

指按法操作时宜伸直拇指，按压时应垂直用力，先用缓力按之，渐由轻而重，频起频按，不离其位。揉法操作时用力应轻柔而均匀，手指不要离开接触的皮肤，应使该处的皮下组织随手指的揉动而滑动，不要在皮肤上摩擦。

**专家提醒：**

1. 进行推拿前，妈妈应先将指甲修短，以免抓伤孩子。

2. 推拿时应在穴位上涂抹婴儿润肤露，或爽身粉以免擦破皮肤。

3. 咳嗽是一个症状，许多疾病均可出现，如推拿几次仍无好转，要及时带孩子去医院就诊，明确诊断，以免贻误病情。

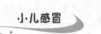

## 15 什么是刮痧疗法

刮痧疗法是用边缘光滑的特定工具，蘸食油或清水在体表部位反复刮动，用以治疗有关的疾病的一种治疗方法。属于外治法的范畴。本疗法是临床常用的一种简易治疗方法，流传甚久。多用于治疗夏秋季时病，如中暑、外感、肠胃道疾病。有学者认为，刮痧是推拿手法变化而来。

本疗法有宣通气血、发汗解表、舒筋活络、调理脾胃等功能，刮治后可使脏腑秽浊之气通达于外，促使周身气血流畅，逐邪外出。根据现代医学分析，本疗法首先是作用于神经系统，借助神经末梢的传导以加强人体的防御机能。其次可作用于循环系统，使血液回流加快，循环增强；淋巴液的循环加快；新陈代谢旺盛。据研究证明，本疗法还有明显的退热镇痛作用。

## 16 刮痧的工具有哪些

刮痧的工具即刮痧板，只要是边缘比较圆滑的东西，如梳子、搪瓷杯盖子等，都可以用来刮痧。当然，如果长期使用或作为治疗，还是用正规一些的刮痧板比较好。传统的有动物角质刮痧板，如羚羊角、水牛角、犀牛角等，特点是具有清热解毒作用，不导电，不传热。木竹质的刮板，如沉香木、檀香木等，特点是质地较硬、坚韧，但在消毒液中浸泡后或高压消毒时易断裂，不能长期使用。石质刮痧板，如玉石板，特点是有清热作用，消毒后可反复使用。贝壳刮痧板，用贝壳制作。植物团也可作为刮痧板，以棉纱、麻线、竹茹、瓜络等制成团状，用于皮肤、肌肉薄弱处。其他待用工具，民间常用铜钱、硬币、瓷碗、瓷酒盅、瓷汤匙、嫩竹片等，只要边缘光滑而没有破损的即可。

刮痧时准备小碗或酒盅一只，盛少许植物油或清水。刮痧时蘸取水或油涂在局部皮肤上起润滑作用，可防止刮伤皮肤。

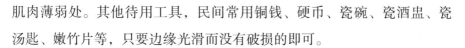

# **17** 如何在家运用刮痧疗法治疗小儿感冒

刮痧时先暴露孩子的刮治部位，用干净毛巾蘸肥皂，将刮治部位洗擦干净。施术者用右手拿取操作工具，蘸植物油或清水后，在确定的体表部位，轻轻向下顺刮或从内向外反复刮动，逐渐加重，刮时要沿同一方向刮，力量要均匀，采用腕力，一般刮 10 ～ 20 次，以出现紫红色斑点或斑块为度。一般要求先刮颈项部，再刮脊椎两侧部，然后再刮胸部及四肢部位。四肢部位从大腿开始，向下刮，每次只能刮一个方向，不能像搓澡一样来回的刮。刮痧一般 20 分钟左右，或以病人能耐受为度。

🦋 穴位选择

主穴：风池、大椎、肺俞。

配穴：合谷、列缺、风门。

风热加刮曲池、外关、鱼际穴，鼻塞加刮太阳经穴部位，咳嗽加刮尺泽经穴部位，咽喉疼痛点刺少商出血。

🦋 手法

先刮颈肩三行，再刮脊背三行。先抹刮痧油在颈肩、脊柱及两侧，手持刮痧板，自颈部风池穴向下，沿着肩胛向外刮拭，先刮左侧，再刮右侧，直至出痧为止。两侧刮完后，从督脉的风府穴向下，经大椎穴沿着脊柱向下刮拭，当脊柱出痧后，再沿着脊柱两侧继续刮拭出痧。

# 18 运用刮痧疗法时有哪些注意事项

1. 治疗时，室内要保持空气流通，寒冷季节应用本疗法时要注意避免感受风寒。

2. 不能干刮，工具必须边缘光滑，没有破损。

3. 初刮时试 3～5 下即见皮肤青紫而患儿并不觉痛者，为本疗法适应证。如见皮肤发红、患儿呼痛，则非本方法适应证，应停止刮痧。

4. 要掌握手法轻重，由上而下顺刮，并时时蘸植物油或水保持润滑，以免刮伤皮肤。

5. 刮痧疗法的体位可根据需要而定，一般有仰卧、俯卧、仰靠、俯靠等，以患儿舒适为度。

6. 刮痧的条数多少，应视具体情况而定，一般每处刮 2～4 条，每条长 2～3 寸即可。

7. 刮后 1～3 小时不要用冷水洗脸、手、足。刮后应让患儿稍事休息，饮用一些白开水或糖水，不要吃生冷、油腻、酸辣及不易消化的食物。

8. 刮后 2～3 天，皮肤有疼痛的感觉。痧痕要 3～7 天才会消失，有人时间会更长。故刮痧以一周一次为宜。

9. 如刮痧中患儿出现面色苍白、冷汗、心慌、晕倒等症状，应立即停止操作，让患儿平卧，并吸氧、饮糖水。可以掐按人中、内关、涌泉等穴位。

**专家提醒：**

1. 小儿刮痧要征得患儿的同意。如患儿对刮痧有恐惧，则忌用本疗法。

2. 小儿刮痧时部位不宜太多，范围不宜太大，手法不宜过重。

3. 凡刮治部位的皮肤有疖肿、溃烂、损伤、瘢痕等均不能用本疗法。

4. 饱食后或饥饿时不宜进行刮痧。

## 19 什么是拔罐疗法

拔罐疗法（俗称拔火罐）是以罐为工具，利用燃烧、挤压等方法排除罐内空气，造成负压，使罐吸附于体表特定部位（患处、穴位），产生广泛刺激，形成局部充血或淤血现象，而达到防病治病，强壮身体为目的的一种治疗方法。拔罐疗法依据其方式不同有火罐法、水罐法、走罐法、抽气罐法和挤压罐法等。拔罐疗法应用范围广泛，有祛风散寒、温经止痛、行气活血、舒筋活络、清热泻火，以及排脓拔毒等功效，适用于感冒、肺炎、腹痛、腹泻、落枕、疮痈、毒蛇咬伤等病证。

## 20 拔罐的器具有哪些

### 竹筒火罐
用坚实成熟的竹筒制成。优点是轻巧灵便，价格低廉，不宜摔碎。

155

但日久不常用的竹火罐，过于干燥，容易爆裂，透进空气。我国的南方产竹子，故多用竹筒罐。

🌙 陶瓷火罐

用陶土制成。优点是里外光滑，吸拔力大，经济实用。但较重，易碎。北方农村多喜用之。

🌙 玻璃火罐

用玻璃加工制成。优点是罐壁透明，可随时观察拔罐部位的皮肤变化，还可用于走罐法、刺络拔罐等，因此临床最为常用。缺点是易碎。

🌙 抽气罐

用透明塑料瓶制成，上置活塞，便于抽气。优点是可随意调节罐内负压，控制吸力，使用更安全，无烫伤之虞，操作简便，不易破碎，所以既适用于医院，又更广泛适用于家庭。

此外，还有用动物的角加工成的角制罐、紫铜制成的紫铜罐等。民间常用罐头瓶、茶杯、药瓶、小碗、广口瓶等代替，只要罐口厚而光滑，底部宽大呈半圆形的器具均可。

## *21* 如何用拔罐疗法治疗小儿感冒

🌙 拔罐疗法的具体操作方法

（1）火罐法：利用燃烧时火焰的热力，排去空气，使罐内形成负压，将罐吸着在皮肤上。操作时先给患儿安置好合适的体位，然后用镊子夹住酒精棉球点燃，深入罐内2～3秒钟后迅速拿出，立刻将罐子紧扣在选定的部位上，此时罐内已形成负压即可吸住皮肤。留置5～10分钟后取去。注意不要把罐口边缘烧热以防烫伤。

（2）水罐法：一般应用竹罐。先将罐子放在锅内加水煮沸，使用时将罐子倾倒用镊子夹出，甩去水液，或用折叠的毛巾紧扣罐口，乘热按在皮肤上，即能吸住。

（3）抽气法：用抽气筒套在塑料杯罐活塞上，将空气抽出，即能吸着。

取罐时不要强行扯罐，不要硬拉和转动。动作要领是一手将罐向一面倾斜，另一手按压皮肤，使空气经缝隙进入罐内，罐子自然就会与皮肤脱开。

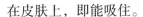 穴位选择

一般多选大椎、肺俞、膏肓、定喘、膻中、足三里穴。每次可选1穴到数穴拔罐，每日或隔日拔1次，每次更换部位，10～20日为1个疗程。

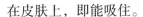 注意事项

（1）拔罐时要选择适当体位和肌肉丰满的部位。骨骼凸凹不平，毛发较多的部位均不适用。

（2）拔罐时要根据所拔部位的面积大小而选择大小适宜的罐。操作时必须迅速，才能使罐拔紧，吸附有力。

（3）用火罐时应注意勿灼伤或烫伤皮肤。若烫伤或留罐时间太长而皮肤起水疱时，小的勿须处理，仅敷以消毒纱布，防止擦破即可。水疱较大时，用消毒针将水放出，涂以龙胆紫药水，或用消毒纱布包敷，以防感染。

（4）皮肤有过敏、溃疡、水肿及大血管分布部位，不宜拔罐。高热抽搐者不宜拔罐。

（5）拔火罐后洗澡容易着凉。因为拔火罐后，皮肤是在一种被伤害的状态下，非常脆弱，这个时候洗澡很容易导致皮肤破损、发炎。如果是洗冷水澡，由于皮肤处于一种毛孔张开的状态，很容易受凉。所以拔火罐后不要马上洗澡。

（6）各季节拔火罐的注意点：春天风大，皮肤干燥，拔罐时要润滑罐口，防止皮肤破裂。夏天气温高，出汗较多，拔罐前最好洗个澡，把

身体擦干，别让汗液影响火罐的吸附。拔完不要洗澡以免感染。秋天和冬天这两个季节气温低、干燥，拔罐要选择温暖的房间，注意保温。对需要进行背、腹等部位拔罐的患儿，可以适当减少拔罐时间，不要让身体暴露太久。拔完及时穿衣，可以适当喝点热水，暖暖身体。

**专家提醒：**

1. 拔罐适于年龄较大的小儿。年龄较小及不配合的患儿不宜拔罐治疗。

2. 饥饿、过饱都不宜拔火罐操作。

3. 拔罐每日或隔日1次，同一部位不能天天拔火罐。

4. 拔罐的斑痕未消退前，不可再拔罐。

# 22 如何用药浴疗法调治小儿感冒

药浴疗法是让患儿在药液中浸泡、洗浴的一种治疗方法。在浸洗过程中，能促进皮肤的血液循环，使药物通过皮肤起到调和气血、温经活络、祛除病邪的作用。药浴方法种类繁多，儿科多选用药物温水浸浴法。药浴用药与内服药一样，亦需遵循处方原则，辨病辨证选药。

**操作方法**

将所需中药进行煎煮，滤去药渣，取药液倾入浴盆，待药液降温至30℃～40℃时进行全身或局部洗浴，每次20分钟，每日1～2次。

**辨证选药**

（1）风寒感冒：羌活30g，独活30g，细辛15g，防风30g，苏叶30g，白芷30g，桂枝20g，葱白30g，淡豆豉30g。

（2）风热感冒：金银花 30g，连翘 30g，柴胡 30g，桑叶 30g，大青叶 30g，薄荷 20g，蝉蜕 30g，栀子 30g。

（3）暑邪感冒：香薷 30g，金银花 50g，连翘 50g，柴胡 30g，防风 30g，淡豆豉 30g，扁豆花 30g，生石膏 50g，鸡苏散 50g，板蓝根 30g。

✿ 注意事项

（1）使用药浴疗法时，要注意药液不能过烫，以 30℃～40℃为宜，以防烫伤皮肤。还要注意室内温度，不可使患儿着凉。

（2）进行药浴后，不要用清水冲洗。

（3）浸泡药浴前、中、后应适当补充水分。

（4）饭前、饭后半小内不宜进行全身药浴。饭前药浴，由于肠胃空虚，洗浴时出汗过多，易造成虚脱。饭后立即药浴，可造成胃肠或内脏血液减少，血液趋向体表，不利消化，可引起胃肠不适，甚至恶心呕吐。临睡前不宜进行全身热水药浴，以免兴奋后影响睡眠。

**专家提醒：**

　　皮肤有伤口、开放性骨折应禁用药浴，防止感染。

# 23 如何运用外治法治疗小儿感冒

　　妙妙 1 岁了，前天开始她有些低热，鼻塞，流鼻涕，打喷嚏，妈妈带她去医院，医生说妙妙感冒了，给开了几种药。可回家后，妙妙怎么也不吃药，每次喂药就跟打仗一样，全家齐上阵，奶奶哄，爸爸吓，软硬兼施。可无论如何，妙妙就是不往下咽药。硬灌进去，也会一口吐出来。全家犯了难。

其实像妙妙这样的孩子，可以选用中药外治，一样可以收到很好的疗效。下面就介绍几种中药外治法。

### 涂擦法

取葱白头、生姜各 30g，食盐 6g，共捣烂呈糊状，入白酒一盅调匀，用纱布包紧，涂擦前胸、后背、手心、足心及胭窝。涂擦一遍后，让患儿安卧，一般 30 分钟后即有汗出。

本方主要适用于风寒感冒，如高热持续不退，可 2～3 小时擦 1 次，至病愈为止。

### 握掌疗法

风寒感冒药取薄荷、防风各 15g，生姜 2 片（咽痛不用）。先将薄荷、防风捣烂，再将生姜捣泥调匀，加少量白开水调稠，装在 2 个 7～10cm 长条小纱布包内，放于患儿两掌心，外用长纱布缠好固定，15～20 分钟放开。风热感冒药取薄荷、连翘各 9g，橘红 6g。共同捣烂，开水调匀，分装 2 个纱布包，握法同上。使用握掌疗法时，可给孩子多饮温开水，同时脚下放毛巾包好的热水袋，盖好衣被促其发汗。

### 敷贴疗法

敷贴疗法又称外敷疗法，是将药物研为细末，与各种不同的液体调制成糊状制剂，敷贴于所需的穴位或患部，以治疗疾病的方法，是中医常用的外治疗法之一。敷贴疗法除能使药力直达病灶所发挥作用外，还可使药性通过皮毛腠理而由表及里，循经络传至脏腑，以调节脏腑气血阴阳，扶正祛邪，从而治愈疾病。儿童皮肤娇嫩易于吸收，故敷贴疗法在儿科比较常用、实用。

反复呼吸道感染的儿童可在夏季三伏时进行敷贴。在一年中最热的三伏天（这 3 天是人体阳气最盛的），以辛温祛寒药物贴在背部不同穴位治疗，可以减轻冬季发病的症状，即所谓的"冬病夏治"。常用药有：白芥子、细辛、甘遂、元胡、肉桂，白胡椒等。穴位可取肺俞、心俞、膈俞、大椎等。一般每伏贴 1 次。连用 3 年。

新生儿或婴儿伤风鼻塞或鼻塞流涕，可将草乌和皂角研末，用生姜汁调成膏敷贴小儿囟门（位于头顶，婴儿额骨与左右顶骨未闭时有个凹陷，可触及动脉搏动之处）。

🦋 **填脐法**

风寒感冒选用葱白 30g、生姜 2g，胡椒 1g。风热感冒药取葱白 15g，连翘 15g。将药物共捣烂，装入纱布包，填放患儿肚脐上，加饮温开水，以促其发汗。感冒治愈后取下药包。

🦋 **塞鼻法**

风寒感冒选用白芷 3g，冰片 0.6g。风热感冒药取鹅不食草、闹洋花、薄荷各 120g，冰片 15g。将诸药共研细末，过筛，贮瓶密封。用时取药粉适量，以药棉裹之，塞一侧鼻孔，每鼻孔塞 30 分钟，左右交替，每日 3 次，3 日为 1 个疗程。

🦋 **鼻嗅法**

药取川芎、白芷、羌活、防风、薄荷、藿香各 9g，细辛、辛夷、冰片各 3g，雄黄 1.5g，共研细末、过筛，装瓶备用。从晨起至睡前，每隔 3 小时嗅药 1 次，每次 10 分钟，连用 3～5 天。

本法适用于感冒鼻塞不通，也可作为感冒期间的预防措施。注意嗅药前，先将药瓶振摇几下，以便充分嗅闻药气。

🦋 **点滴法**

药取生麻黄、辛夷各 10g，水煎 2 次，混合浓缩至 50mL，加入冰片末 1.5g，溶化搅匀，装瓶备用。每次 2～3 滴，每日 3～5 次滴鼻。主治感冒鼻塞不通，滴至病愈为止。

🦋 **灌肠法**

将石膏 300g 先煎 30 分钟，加入连翘 30g，荆芥 15g，赤芍、芦根各 10g，再煎 25 分钟，共煎 2 次，取液 300mL 过滤后加入适量防腐剂或冷藏备用。临用时按每千克体重 3mL 做保留灌肠 1 小时，每日 2 次，3 日为 1 个疗程或病愈停用。注意推药速度要慢，推药后让患儿侧卧 30 分钟，以利药液保留，更好发挥药效。该方法主要用于重型感冒或时行感冒高热、恶寒等全身症状较重者。

**专家提醒：**

灌肠疗法等外治方法最好在医院进行，以免操作不当，给患儿造成伤害。

# 24 家中需常备哪些小儿感冒药

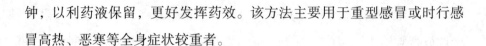

30岁的林女士马上就要生宝宝了，除了给未来的孩子准备各种衣物、用品外，李女士的好朋友还告她需要给孩子准备一些常用药，尤其是感冒药以备不时之需。那么，家中需常备哪些小儿感冒药呢？

**缓解感冒症状的药物**

小儿氨酚黄那敏颗粒，可以减轻小儿发热、鼻塞、流涕等症状，美敏伪麻溶液可以减轻感冒引起的鼻塞、流涕、咳嗽等症状，没有发热的感冒可以选用。右美沙芬愈创甘油醚、复方福尔可定等可以缓解咳嗽、痰多。

**退热药**

如布洛芬（美林）、对乙酰氨基酚（泰诺）等。还可准备一些退热贴。

**抗病毒药物**

利巴韦林等西药及一些中成药。

**抗菌药物**

即抗生素，俗称消炎药。如头孢类的头孢克洛（希刻劳）、头孢地尼等，大环内酯类的阿奇霉素、红霉素等。适用于细菌感染。但最好不要自行服药，需遵医嘱服用。

📌 有清热解表、止咳化痰等作用的中成药

如小儿豉翘清热颗粒、小儿柴桂退热颗粒、双黄连颗粒、小儿肺热咳喘口服液等。

📌 日常保健药物

如珠珀猴枣散可用于消化不良、受惊、哭闹、睡眠不安、感冒初起。王氏保赤丸主治轻微感冒、消化不良、舌苔厚。健儿清解液可清热解毒、祛痰止咳、消滞和中，用于口腔糜烂、咳嗽咽痛、食欲不振、脘腹胀满等症。

**专家提醒：**

以上几类药品，可以选择购买。在购药前一定要向药师咨询所买药品的使用禁忌和使用方法，回到家后认真阅读说明书，正确服用。另外，家庭备药量不宜过多，一般够三五日剂量即可，以免备量过多造成失效浪费。

## 25 如何给孩子煎服中药

3岁的小玉儿最近这半年总是感冒，妈妈想给她找中医好好调理一下。今天早上玉儿妈妈带她去看了中医，医生给玉儿开了7剂中药。可回到家，面对着一包包的中药，还有什么先煎、后下的，玉儿妈妈犯了难，不知道应该如何煎药，怎么吃。那么，究竟应该如何给孩子煎服中药呢？

我们知道，汤剂是中医临床上应用最早，最广泛的剂型。因其适应中医辨证施治、随症加减的原则，又具有制备简便、吸收迅速等特点，备受医生和患者的青睐。但如果煎服不得法，则难以奏效。下面简单介绍一些煎服中药的知识。

### 🦋 中药的煎法

抓来的中药无需水洗，直接放入煎药锅中。煎药容器以砂锅、搪瓷器皿、不锈钢为宜，严禁用铁器。中药入煎前应先用冷水浸泡20分钟左右。煎药用水量一般以浸过药面 1～3cm 为宜。大剂量和松泡易吸水的药物可适当增加用水量。先用旺火煎煮，待药煮开后改用文火。解表药、清热药、芳香类药物不宜久煎，沸后煎 15～20 分钟。滋补药沸后，改用文火慢煎 30 分钟。将药液滤出，再加冷水接着煮第二遍，仍旧先用急火煮开，再改用文火煮，时间同第一次。将 2 次煮好的药液合在一起，如药量较大，可适当再用急火煎煮浓缩，使水分减少。每日药量一般 1岁以内 30mL，1～3 岁 60mL，4～7 岁 90mL，8～10 岁 120mL，11岁以上 150mL。

另外，还有一些有特殊煎煮要求的药物。先煎药一般是一些矿物、贝壳、角甲类药物，因其质地坚硬，有效成分不易煎出，一般要先煎，之后再与其他药物混合后煎煮。常见的有生石膏、生龙骨、珍珠母，生赭石等。另外，有毒性的药物常先煎，久煎可达到减毒或去毒的目的。先煎药在煮其他药物之前先煮沸 15～20 分钟，再加入其他药同煎。后下药一般是气味芳香，含挥发油或不宜长时间煎煮的药物，常见的有藿香、钩藤、大黄等。在一般药即将煎至预定量时，投入同煎 5 分钟即可。包煎药一般是种子和个别的花粉药物，用纱布袋装好放入群药内共煎煮。常见的有车前子、旋覆花等。如车前子易粘锅糊化、焦化，所以需包煎；旋覆花包煎可避免绒毛脱落混入汤液中刺激咽喉。溶化服是用热药液将药物溶化后服用。常见的药物有玄明粉、芒硝。烊化服主要是一些胶类药物，用热药液烊化后服用。如果混煎会使药液黏性大，影响其他成分的浸出，胶类药物也有一定的损失，所以采用烊化服用的方法。常见的有生阿胶、鹿角胶、龟甲胶。另煎兑入是指一些贵重药要单独煎煮后，再将药液兑入到一起服用，常见的有人参、西洋参、鹿茸等。冲服药是指一些贵重的药物细粉不能与群药一起煎煮，多采用冲服的方法服用，即将药粉溶于药液中服，这样有利于发挥药物的作用，如羚羊角粉、琥珀粉等。

### 🦋 中药的服法

给患儿喂服中药是家长普遍感到头痛的事情。其实，只要按照小儿不同时期的生理特点，掌握恰当的喂服方法，给小儿喂中药并不难。

1岁以下的小儿，胃容量较小，可将一日的药量分5～6次喂服。这时的小儿其味觉反射尚未完全形成，可将中药汤液装在奶瓶里，让患儿吸吮。一般应先喂药再喂奶。对于体质差的小儿，也可用鱼肝油滴管慢慢滴入。新生儿的吸吮能力差，吞咽动作慢，喂服时要耐心、细致，并注意观察面色和呼吸，防止药物呛入气管。

1～3岁的小儿味觉非常敏感，对苦味特别反感，往往食入即吐。在不影响药物疗效的情况下，可在药物内加入白糖、冰糖等调味品，以减轻其苦味。其喂服方法，一般采用被动给药法，即将患儿抱成半卧位，头部抬高，颈部垫上毛巾，固定手足，取塑料软管吸满中药，将管口放在患儿口腔黏膜与臼齿间慢慢挤滴；因体位的作用，药液会慢慢进入口内而咽下。如果小儿含在口中不肯吞下，可用拇指和食指捏小儿两颊，以促使其吞咽。喂服药液时，应注意小儿吞咽速度，若出现呛咳，要立即停服，并抱起病孩轻拍背部，以使药液咳出气管。

3岁以上的小儿思维已较成熟，大多数都具有自己服药的能力。因此，对这类小儿主要在于循循诱导、耐心解释，不要轻易打骂患儿，以免使患儿产生对抗情绪。要积极鼓励患儿吃药，并在服药后奖赏一些平时喜爱吃的食品，使小儿养成良好的服药习惯。若经耐心劝说无效，也可采用被动给药法。

应当指出的是，被动给药时不能捏鼻子硬灌或将药液与乳汁混在一起服用。因为捏鼻子灌药易使药物呛入气管，引起肺部感染，甚至窒息死亡；药物与乳汁混在一起，很易产生凝结现象，降低药物的疗效。此外，让妈妈替孩子吃药的"过奶"方法也不科学，因为从奶汁中分泌的药物成分非常少，达不到治疗的效果。

❤ 药物的温度

中药的温度要适中，过热容易烫伤婴幼儿的咽喉、食管、胃黏膜等，过凉则会造成胃部不适，肠道功能紊乱，还会影响药效。

❤ 喂药时间

喂药应在两餐之间，这样才能使药物充分吸收和发挥作用，餐前服药容易刺激胃黏膜，而餐后容易造成呕吐，一般情况下，服药后尽量休息一段时间，以利药物吸收，也可避免因活动量大而引发呕吐，从而影响疗效。

❤ 药物的储存

煎好的药液由于没有添加任何防腐剂，所以时间久了会变质，原则上是当天煎当天服。但是每天都煎药时间不允许，可以一次煎好3～4剂药，把药液保存在冰箱冷藏室内，以防变质。服用的时候盛出一碗，隔水加热后服用。

**专家提醒：**

服汤药时，一般可以和中成药同服。如需同时服用西药，最好错开一段时间服用。

# NO.6

药食同源，应该给孩子这样吃

# 1 小儿风寒感冒有哪些食疗方

8 岁的牛牛昨天着凉后出现头痛、怕冷、流清鼻涕，牛牛妈妈觉得孩子既没发烧，也不咳嗽，也就是个小感冒，"是药三分毒"不想给孩子吃药。可不用药又有点不放心，于是她打电话咨询她的医生朋友儿科郭主任，想了解一下有没有食疗的方法。郭主任说牛牛很可能患了风寒感冒，于是就介绍一些小儿风寒感冒的食疗方给牛牛妈妈。

家长可根据食材获取的方便与否，选择使用。

🪶 葱豉豆腐汤

生葱 3 条（连头须），淡豆豉 10g，豆腐 2 小块。起油锅，豆腐略煎，再放入淡豆豉，加清水 1 碗半，武火煮沸后，放入葱白，煮沸后即可调味，趁热服食。适用于小儿风寒感冒，咽痒咳嗽。

🪶 葱豉粥

取葱白 20g，淡豆豉 6 ～ 10g，白米 50g。白米煮粥，熟时加葱白、淡豆豉煮沸即可。适用于小儿风寒感冒。

🪶 葱白麦芽奶

葱白 5 根，麦芽 15g，熟牛奶 100mL。葱白洗净切开，与麦芽放杯中加盖，隔水炖熟后去葱及麦芽，加入熟牛奶。可解表开胃。适用于小儿风寒感冒。每日 2 ～ 3 次，连服 2 日。

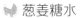 葱姜糖水

小葱 2～3 根，老生姜片、红糖各适量。将小葱、生姜片分别洗净，置小锅内，加水约 500g 煎到小半碗，去渣留汁，加红糖。趁热喝，每晚 1 剂，连服 3 次。此汤辛温解表，主治小儿风寒感冒伴咳嗽。

 葱醋粥

连根葱白 15～20 根，大米 30～50g，香米醋 5～10mL。将葱白洗净后，切成小段。把米淘洗后，放入锅内，加水煮沸。然后加入葱段，煮成稀粥。粥将熟时，加入香醋 5～10mL，稍搅即可。以上为 1 次量，每日 1～2 次，连用 2 日。可发汗解表。适用于小儿风寒感冒。

 芫荽黄豆汤

原料：芫荽（香菜）30g 黄豆 10g。将二者洗净后，先将黄豆放入锅内，加水适量，煎煮 15 分钟后，再加入芫荽同煮 15 分钟，去渣喝汤，分次服完，服用时加入食盐少许以调味，每日 1 剂。芫荽与黄豆北河有扶正祛邪的作用，可治风寒感冒。

## 2 小儿风热感冒有哪些食疗方

6 岁的欢欢早晨起来感觉头痛、鼻塞，嗓子又干又疼，还微微有些发热。欢欢妈妈赶紧带她去中医院看病。医生说欢欢的嗓子红肿，舌头红，舌苔黄，得了风热感冒，给欢欢开了些中药。欢欢妈妈想在常规治疗之外，再给她进行食疗，好让孩子早点好起来。医生就向欢欢妈妈介绍了几个治疗风热感冒的食疗方。

 三根汤

大白菜根 3 个，大葱根 7 个，芦根 15g，用水煎服。每天 1 次，连服 2～3 天。可辛凉解表，适用于小儿风热感冒。大白菜味甘、性平寒，有通利肠胃、清热解毒、止咳化痰的功效。芦根味甘性寒，能清热、生津

除烦、止呕。

### 🦋 胡萝卜马蹄粥

胡萝卜150g，马蹄（荸荠）250g，大米50g。胡萝卜切片，马蹄去皮拍裂，与大米一同煲粥，粥成后，以少许糖或盐调味，即可食用。可清热消食，止咳、祛痰、利尿，润肠通便，适用于风热感冒。胡萝卜含β-胡萝卜素，可保护上皮组织和呼吸道黏膜，能抵抗感冒。马蹄味甘，性寒，功能清热，生津、化痰、利水。

### 🦋 红薯煲芥菜

红薯250g，芥菜150g。红薯去皮切小块，芥菜洗净，同放入锅中，加适量清水，煮至红薯熟烂，加盐调味即可食用。可解表，发汗、清热，适用于风热感冒。芥菜含维生素C较多，维生素C可提高中性白细胞和淋巴细胞的杀菌和抗病毒能力，减轻感冒症状和缩短病程。红薯含维生素C及β-胡萝卜素，保护上皮组织和呼吸道黏膜。

### 🦋 山楂银花汤

原料：干山楂片15g，银花（即金银花）30g，蜂蜜4匙，约250g水适量。将山楂片洗净，去核，放入沙锅中，加水煮开，改用文火煨，加入金银花，共炖10分钟。山楂有破气散瘀之功，银花有清热解毒之功效。二味同用，可用于风热感冒。

选用食疗方时，若身热较高、口渴较甚者，可用生石膏60～100g，煎汤，滤取上清液，待凉后代水煎煮其他食疗方。若感冒夹有食滞者，可在选取的食疗方中加入焦山楂、炒鸡内金（鸡肫皮）同煎。

## 3 小儿暑邪感冒有哪些食疗方

夏天到了，天气闷热难耐。小欣这几天流涕、鼻塞，还感觉头晕、胸闷，浑身没劲，没什么食欲。小欣的奶奶说小欣中暑了，其实就是得了暑邪感冒。小欣奶奶给她做了藿荷饮，让小欣喝，没过几天，小欣的感冒好了。那么，小欣奶奶的藿荷饮是怎么做的，还有哪些治疗暑邪感冒的食疗方呢？

**藿荷饮**

鲜藿香叶、鲜荷叶各 10g，水煎，去渣，加白糖适量，随时饮服。用于暑邪感冒。有散风化湿祛暑的作用。

**绿豆汤**

绿豆适量，煮水代茶频服。

**荷叶粥**

鲜荷叶 1 张，洗净切丝，大米适量先煮食。

**西瓜番茄汁**

取西瓜及番茄榨汁，当饮料服用。用于夏季感冒。有清热利湿的作用。

**翠玉条**

将西瓜皮洗净，刮净瓜瓤，刨去外皮，切丝，加白糖适量，米醋少许，浸数小时后食用。若改用盐、醋腌制，则更松脆爽口，食时稍加香油、味精调味，可作为下饭菜肴，用于夏季感冒。有清热利湿，解表祛暑的作用。

**白菜绿豆芽饮**

白菜根茎头 1 个，绿豆芽 30g。将白菜根茎洗净切片，与绿豆芽加水同煎，去渣饮服。用于夏季感冒。有清热解毒，利湿消暑的作用。

## 4 小儿时邪感冒有哪些食疗方

最近钧钧所在的城市流行性感冒猖獗，很多人都得了流感。钧钧不幸也出现了头痛、鼻塞、发热、全身酸痛。钧钧去医院看病时，医生说可以配合食疗，这样可以协同药物治疗，尽快控制症状。钧钧爸爸搜集了一些治疗流行性感冒，也就是时邪感冒的食疗方。

具体如下：

**葱白大蒜汤**

葱白250g，大蒜125g。将葱白、大蒜洗净切碎，加水1000mL煎煮，日服2次，每次1小茶杯。主治小儿流感。葱白的挥发性成分，能刺激分泌而发挥祛痰、发汗和利尿作用。临床治疗感冒有效。体外试验表明，大蒜可杀灭乙型流感病毒。

**绿豆青茶冰糖茶**

生绿豆50粒，青茶3g，冰糖15g。将绿豆洗净捣碎，与青茶叶、冰糖同放入茶杯，冲沸水加盖焖20分钟即可。随时饮服。主治流感，对咽喉肿痛、热咳者效果更佳。科学家发现，茶叶中的儿茶素具有抑制流感病毒活性的作用。

**贯仲青茶汤**

贯仲6g，青茶3g。将贯仲、青茶制成粗末，用沸水冲泡10分钟即可。亦可煎汤饮，连饮5天。主治小儿流感。贯仲味苦，性微寒，能清热解毒，对流感病毒有较强抑制作用。

**专家提醒：**

食疗的作用较弱，适合感冒初期，轻症感冒。如感冒加重，要及时带孩子去医院就诊。

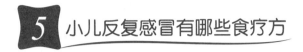

## 5 小儿反复感冒有哪些食疗方

4岁的小龙三天两头往医院跑，也没什么大病，每次都是发烧、流鼻涕。医生说小龙是反复呼吸道感染，建议小龙妈妈采用食疗的方法给他精心调理。小龙妈妈遵照医生的建议给小龙食疗，半年以后，小龙的身体真的强壮起来，感冒少多了。那么，有哪些食疗方可以治疗反复感冒呢？

### 温肺鸡汤糁

母鸡肉250g，猪腿肉300g，均切块。麦片100g，面粉200g备用。在鸡、猪肉中加肉桂10g、党参20g（包在纱布内），再加清水3000mL煮汤，使肉熟烂。取出肉桂、党参，得汤2000mL左右。再把鸡及猪肉捞出，撕成丝状。然后将麦片倒入煮好的汤内烧沸，并缓缓加入面粉，调成糊状，与麦片等充分调匀，加盐及胡椒粉适量。食用时可盛一碗糁，并加入适量撕碎的鸡和猪肉，淋上香油及醋少许。可佐餐，也可当点心食用。每次吃一碗。常吃有预防反复呼吸道感染的良好作用。

### 辛夷煲鸡蛋

辛夷花9g，鸡蛋2只。先将蛋整枚打入沸水中略煮片刻，然后再加入辛夷花同煮2～3分钟即成。吃蛋及汤，咸甜任意。可连续食用1周。对反复上呼吸道感染、过敏性鼻炎有效。

### 补气双菇面

先用黄芪10g煎汁约50mL备用。鲜蘑菇25g，发好香菇25g切碎，在油锅中略爆一下，加入黄芪汁煮熟。将卷子面150g在沸水内煮熟捞起，放在香菇蘑菇黄芪汤中，再加些鲜汤调料煨至熟烂即成。可作为孩子饭点，分2～3次食之。经常吃可提高免疫力。

### 玉屏汤

瘦猪肉 30 ～ 60g，切成小碎粒状，入油锅中爆一下。另以黄芪 15g、白术 15g、甘草 5g 煎汁，约 150mL，加入肉中煮汤，待肉熟加盐、味精少许，盛起即成。可作菜肴常吃。

### 黄精枣汤

黄精 6g、红枣 20g 煮汤一碗。吃汤及枣，每日一碗，连续食用一段时间。

### 百合花生粥

百合干 20g，泡胀；花生仁 30g，连皮煮熟，然后与糯米 60 ～ 80g 加水煮粥。忌用铁锅，以搪瓷锅或砂锅煮为佳。每日吃 1 ～ 2 小碗，咸甜任意。连续食用一段时间。

### 银香羹

银耳 10g，干香菇 6g。先将干香菇煎汁滤去渣，再将汁以文火熬银耳至酥黏成羹状为度，加冰糖少许。一日服完，可常吃。

### 山药粥

生山药 500g，白糖适量。山药研成细粉，每次食用时取山药粉 20 ～ 30g，和凉水调匀，置于锅内，用小火加热，不断用筷子搅拌，煮 2 ～ 3 沸即成粥。粥成后加白糖适量食用，以早晚服用为宜。

**专家提醒：**

　　对于反复呼吸道感染的孩子需要长期坚持食疗才能起到作用。

#  6 小儿感冒时饮食有哪些注意点

小松这两天感冒了，鼻塞、流涕，还有些发热，偶尔咳嗽几声。孩子精神头倒是不减，仍旧蹦蹦跳跳的，可食欲比平时差了很多。小松奶奶变着花样给他做吃的，可小松就是不肯吃，硬吃下去，有时还会吐出来。那么，小儿感冒时饮食上应注意些什么问题呢？

### 宜多饮白开水

小儿感冒时常有发热，呼吸增快，出汗较多，使体液丢失较多，因此要注意多补充液体。最好的液体当数白开水，多喝白开水能增加血液循环，加速体内代谢物，如尿液的排泄，有利于体温的下降。同时大量饮水可防止脱水现象的发生，并可减少呼吸道内分泌物的黏稠和干结，利于患儿咳出痰液。

### 宜进食易消化的食物

患感冒的儿童，由于胃中消化酶的活力受到影响，一般会出现食欲不佳的现象，甚而伴有呕吐、腹泻和便秘等症状。所以，孩子感冒时饮食宜清淡、稀软，易于消化。如白米粥、小米粥、烂面条、藕粉粥、杏仁粉粥等。

### 宜多吃蔬菜和水果

儿童感冒发热期间对各种营养素的需求增多，所以在饮食中要注意多吃一些富含维生素的深绿色、橙绿色的蔬菜和水果，以增加患儿的抗病能力。风热感冒时，宜多吃白菜、菠菜、苋菜等；风寒感冒时，应多食生姜、葱白、芫荽（香菜）、大蒜等；暑湿感冒者，宜多食西瓜、冬瓜、黄瓜、丝瓜等。

### 宜少食多餐

对于感冒期间的儿童，饮食的护理既要满足孩子的口味，还要注意营养的合理搭配。除早、中、午餐外，上午再各加餐次，食品多以牛奶、鸡蛋羹、水果、果汁、碎菜、稠粥为宜。

 不宜吃颗粒状硬果类食物

小儿感冒常伴有咳嗽，进食颗粒状硬果类零食时要特别注意，预防食物误吸入气管引起气管异物。饮食不宜过咸或过甜。不进食油腻或刺激性的食物。风热感冒发热期，患儿忌食油腻荤腥；风热感冒恢复期，不宜食用狗肉、羊肉及辣椒等辛热食物；风寒感冒的患儿忌食生冷瓜果及冷饮；暑湿感冒的患儿，除忌食肥腻外，还要忌盐多的食物，如咸菜、腌肉、咸鱼等。

**专家提醒：**

孩子感冒后，食欲不好，家长不要强迫患儿进食，否则会加重孩子的胃肠负担，甚至出现呕吐，腹痛。其实，孩子少吃一两餐并无大碍，不会影响疾病的恢复。感冒痊愈了，孩子的胃口自然就好了。

## 7 小儿感冒了能吃滋补食物吗

洪洪这几天感冒了，吃什么都没胃口，洪洪妈妈想给他做些鱼、肉、蛋等高蛋白的食物，并让洪洪吃点海参、西洋参等补品，给孩子好好补一补。但洪洪奶奶却说这些有腥气的东西，感冒的时候不能吃，只给孩子喝稀饭。她们两人的观点到底谁的正确呢？

人们常常把感冒的发生归结于身体虚弱、正气不足，因此，往往注重培护正气，采用增加营养的方法，或服食西洋参、冬虫夏草、黄芪、人参、枸杞子等滋补药，或进食鸡鸭鱼肉及各种以滋补强壮为名目的营养保健品，以为这样就能增强体质，抗御病邪，促进身体早日康复。其实这种观点是错误的。正气虚并不是导致感冒发病的唯一因素，任何机体功能的失调都可使抗病力下降，诱发感冒。在儿童，体内邪气的聚集更是诱发外邪入侵的重要条件，例如内热壅盛，俗称"上火"，往往是感冒的前兆。实际上，当孩子有一段时间吃得过多，口中有酸腐的味道，大便干，舌苔厚，出现所谓的食积内热时，往往就容易感冒了。

人在患感冒时，各器官功能都会受到影响，感冒会引起消化功能紊乱，孩子会出现厌食、消化不良。这时给孩子吃油腻滋补的食物，如大鱼大肉、海产品，可增加胃肠负担，加重消化不良。如在感冒期间服人参，会引起食欲不振、胸满腹胀、咳嗽剧烈、夜不能眠、烦躁不安，还会引起牙龈、鼻腔等处出血，这主要是由于人参含有人参皂苷及兴奋剂，能刺激心脏，提高心肌收缩力的缘故。故中医认为，凡实证、热证而正气不虚者忌服人参。如在感冒期间服桂圆，则会引起湿阻中满。从以上情况看，感冒期间不必进补食品和药品，如果是特别体弱的儿童，可以等感冒痊愈后，适当进补。

需要说明的是，孩子感冒时不宜进补品及油腻之品，并不是说要让患儿戒口，感冒时只喝稀饭，不给吃任何肉类。要知道，感冒或发热时，会消耗体内的热卡及蛋白质，所以需适当给孩子补充优质蛋白，如蛋类、瘦肉及豆制品。只要孩子胃口还好，就可以和平时一样安排食谱，不必刻意减少鸡蛋、牛奶等含优质蛋白的食物的摄取。

**专家提醒：**

感冒大多数是可以自愈的，只要多喝水，注意休息，绝大多数患儿会在1周内痊愈。因此家长不必太过担心，盲目进补品更是要不得。

## 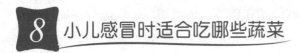 8 小儿感冒时适合吃哪些蔬菜

8岁的元元昨天开始流鼻涕，打喷嚏，有点咳嗽。今天妈妈去菜市场采购时，看着种类繁多的蔬菜，有点犹豫了。她想知道哪些蔬菜适合给元元吃，有助于孩子感冒的痊愈。

下面就简单介绍一下适合小儿感冒时吃的蔬菜。

生姜，性温，味辛，具有散寒发汗、解表祛风作用，适宜风寒感冒者食用。民间常以生姜3片，红糖适量，开水冲泡，俗称生姜红糖茶，频频饮用，汗出即愈。

葱白，性温，味辛，具有发表，通阳，解毒的作用，并可减少和预防伤风感冒的发生。适宜风寒型感冒者食用。

芫荽，性温，味辛，有解毒、祛风散寒、止痛、健胃之功效。风寒感冒头痛伴有消化不良者尤佳。民间喜用芫荽、饴糖各30g，加米汤半碗，蒸熟食用。

大白菜（根），味甘，性微寒。有养胃生津、除烦解渴、利尿通便、清热解毒之功。治疗感冒常用大白菜的根部。

番茄，味甘、酸，性凉，微寒。具有生津止渴，健胃消食，清热解毒，凉血平肝，补血养血和增进食欲的功效。番茄含有丰富的维生素C，尤其适宜夏季感冒时食用。

荷叶，味苦涩、微咸，性辛凉。具有清凉解暑，止渴生津，解火热之功效。适宜夏天风热感冒者食用。炎夏酷暑之季，用荷叶煎水代茶，频频饮用，对预防和治疗暑热感冒，最为适宜。

菊花脑，性凉，味甘，有清热、凉血、祛暑、降火、清利头目的作用，在江苏南京地区常作为夏令佳品。最适宜夏季风热感冒，发热口干，咽痛口苦，头痛目赤者熬汤食用。

荸荠，性寒、味甘，具有清热化痰、开胃消食、生津润燥的功效，

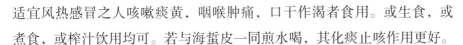
适宜风热感冒之人咳嗽痰黄，咽喉肿痛，口干作渴者食用。或生食，或煮食，或榨汁饮用均可。若与海蜇皮一同煎水喝，其化痰止咳作用更好。

萝卜，性平，味辛、甘，具有消积滞、化痰止咳、下气宽中、解毒等功效，对风热感冒引起的咳嗽痰多者，尤为适宜。

**专家提醒：**

上述蔬菜的药物功效均较弱，家长可放心给孩子食用。即使家长辨证不准，选材不当，一般也不会出现什么不良反应。

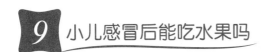

## 9 小儿感冒后能吃水果吗

丁丁感冒了，咽喉疼痛，流鼻涕，丁丁爸爸给他买了好多水果，说给丁丁补充维生素 C 可以让感冒快点好。可丁丁妈妈说，大多数水果是属于凉性的，感冒时吃水果会让病情更严重，不能吃。那么，感冒时到底能不能吃水果呢？

众所周知，水果含有丰富的维生素 C，而维生素 C 能将食物内蛋白质所含的胱氨酸还原成半胱氨酸，半胱氨酸是人体免疫大军的重要成员，抗体合成的必需物质。故维生素 C 有间接地促进抗体合成、增强免疫的作用。富含维生素 C 的饮食可预防感冒发生，并减轻感冒的症状。而各种水果都是补充维生素 C 的好食品。所以，感冒期间不能吃水果的说法是不成立的。那么，感冒期间究竟吃什么水果好？

水果的种类数不胜数，形状也是各种各样，究竟那种水果抵抗感冒的效果最好？刚才提到，维生素 C 对感冒有不错的疗效，而深颜色的水果维生素 C 的含量较之浅颜色的要高一些，像橘子、芒果、黄杏、黄桃等深色水果的维生素 C 含量都比较高，所以，不妨选择它们来试一试。

**专家提醒：**

　　感冒期间吃水果最好是常温的，不要将水果从冰箱内拿出来直接给孩子吃，以免过凉损伤脾胃。另外，市售的各种果汁，往往含有添加剂，还有一些只是果汁饮料，并没有多少水果。如果孩子小，不能直接吃水果，可以自己榨取果汁给孩子吃，最好不要买市售的果汁成品。

# 10 为什么说梨是润肺止咳的圣果

　　梨的品种非常多，如鸭梨、雪花梨、秋白梨、蜜梨、油梨、香梨等。无论哪种梨，都具有果实鲜美、肉脆多汁、酸甜可口等特点。梨富含钙、磷、铁和葡萄糖、果糖、苹果酸、胡萝卜素等，对人体健康有重要作用，被誉为"百果之宗"。

　　中医认为梨味甘、微酸、性偏凉，主要归肺、胃二经，具有润肺清热、消痰降火、清胃泻热、养阴生津、滋肾补虚及润肠通便等作用，是润肺止咳的圣果。李时珍的《本草纲目》认为"梨有治风热、润肺凉心、消痰降火、解毒之功"。

　　我国民间有感冒时吃梨的习惯。那么是不是所有的感冒都适合吃梨呢？梨性偏凉，对于阴虚燥咳者有润肺生津止咳化痰的功效，最为适合。在秋季气候干燥时，孩子患了感冒，常感到皮肤瘙痒、口鼻干燥，有时干咳少痰，每天吃一两个梨可缓解秋燥，有助于感冒尽快痊愈。夏天感冒，患儿咽干口渴、小便黄浊、鼻涕和痰黏稠，也适合吃梨清热化痰。

据报道，多吃梨的人远比不吃或少吃梨的人感冒几率要低，所以有学者把梨称为"全方位的健康水果"或"全科医生"。现在空气污染比较严重，梨有润肺生津的功效，可以降低肺部受空气中的灰尘和烟尘的影响。

梨可以直接食用，小婴儿可榨汁饮用，也可以加工后服用，如以梨为主原料加工成的秋梨膏、秋梨汁、梨膏糖等均有市售。下面介绍几种家庭里易于操作的吃法。

（1）燥热咳嗽：梨1个，蜂蜜60g。将梨挖洞，去梨核，装入蜂蜜，置于大碗中，隔水蒸熟吃。每日服用1～2次。

（2）风热感冒咳嗽：梨1个，清水洗净，连皮切碎，加冰糖煮成水喝。每日服用2次。

（3）咳嗽痰黏难咳：梨1个，瓜蒌皮1只，将梨挖洞，装入瓜蒌皮末，用面粉裹上，烧熟吃。

（4）咳嗽阵作：雪梨1个，杏仁10g，白砂糖30～40g，加清水500mL，隔水蒸熟吃。

（5）咳嗽纳差：梨1个，清水洗净，连皮切碎，与大米同煮为梨粥。每日服用2次。

**专家提醒：**

1. 梨性偏寒，助湿，多吃会伤脾胃，故脾胃虚寒、畏冷食，兼有大便溏泻者应少吃。

2. 梨含果酸较多，胃酸多者，不可多食。

3. 梨有利尿作用，夜尿频者，睡前少吃梨。

4. 血虚、畏寒、腹泻、手脚发凉的患儿不可多吃梨，并且最好煮熟再吃，以防湿寒症状加重。

5. 用以止咳化痰者，不宜选择含糖量太高的甜梨。

# *11* 为什么说罗汉果是神奇的止咳良药

罗汉果被人们誉为"神仙果"，是卫计委首批公布的药食两用名贵中药材。它是我国特有的珍贵葫芦科植物，素有良药佳果之称。罗汉果是广西桂林市著名特产"桂林三宝"之一。

《临桂县志》记载，罗汉果"磊如柿，椭圆，中空，味甜，性凉，治劳嗽"。罗汉果的果实营养价值很高，含丰富的维生素 C（每 100g 鲜果中含 400～500mg）以及糖苷、果糖、葡萄糖、蛋白质、脂类等。中医以其果实入药，认为罗汉果性凉，味甘。归肺、大肠经。有清热润肺，止咳，利咽，滑肠通便的作用。用于肺火燥咳，咽痛失音，肠燥便秘。可治疗急慢性咽炎、感冒咳嗽。

优质的罗汉果圆形色褐，不裂不破，个大质坚、摇之不响，绒毛较多。可以煎水、冲泡饮用；或研磨、制剂服用；也可直接咀嚼。成人用量 9～15g，儿童酌减。罗汉果可以做成罗汉果茶、冲剂、糖浆、果精、止咳露和浓缩果露等。罗汉果还可作为调味品用于炖品、清汤及制糕点、糖果、饼干。

下面介绍几则罗汉果的常用吃法：

🦋 泡茶饮用

在罗汉果两头，各钻一小洞放入茶杯中，冲入开水，不久果内各种营养成分和水溶解，便是一杯色泽红润、味道甘甜、气味醇香的罗汉果饮料。也可把用来泡水的罗汉果敲碎后分成几份，分量的多少取决于水杯，或是水壶的大小，太少则味道偏淡，太多则味道太甜，根据个人喜好选择果实的多少。治疗风热感冒，咳嗽频作者。

🦋 罗汉五梅茶

罗汉果 15g，乌梅、五味子各 5g，甘草 3g。先将罗汉果、乌梅洗净捣碎与五味子、甘草一同入砂锅内，水煎取汁饮服，有补中气、清肺热、利咽喉之功效，对感冒咳嗽，咽痛咽痒，声音嘶哑等症有效。

🦋 罗汉果薄荷茶

罗汉果 30g，薄荷 10g，青果 5g，甘草 3g，先将罗汉果切薄片，薄荷切小段，青果打碎与甘草一同入锅内煎，取汁饮用。有生津润燥、利咽润喉之功效，对治疗咽喉炎、失音、暑热烦渴、痰火咳嗽、小便短赤等症有较好疗效。

**专家提醒：**

罗汉果性偏凉，肺寒咳嗽慎服。体质寒凉的儿童不宜久服。

# *12* 为什么说橘子是化痰止咳的妙药

橘子色彩鲜艳、酸甜可口，是日常生活中最常见的水果之一。橘子含有丰富的维生素 C，以及胡萝卜素、维生素 B、烟酸、碳水化合物、粗纤维及橘皮苷、柠檬酸、苹果酸、枸橼酸等营养物质。橘子可以说全身是宝，具有润肺、止咳、化痰、健脾、顺气、止渴的功效，肉、皮、络、核、叶皆可入药。因此《续世说》载："橘子黄，医者藏"。意思是说橘子收获了，医生也该下岗歇业了。

中医认为橘子味甘酸、性温，入肺、胃经，具有理气化痰，润肺止咳的功效，适用于咳嗽痰多之症。橘子的皮、核、络、叶都是药材。橘皮入药称为"陈皮"，具有理气燥湿、化痰止咳、健脾和胃的功效，常用于防治胸胁胀痛、疝气、乳胀、乳房结块、胃痛、食积等症。其果核叫"橘核"，有散结、止痛的功效，临床常用来治疗睾丸肿痛、乳腺炎性肿痛等症。橘络，即橘瓣上的网状经络，有通络、理气、化痰之功效，治经络气滞、久咳胸痛、痰中带血。因此吃橘子时，不要将橘瓣外白色的筋络扯得一干二净，尤其是咳嗽痰多时，吃橘子时将橘络一并吃下可以化痰止咳。橘叶可以疏肝理气、消肿散毒。把橘皮的白色内层去掉之后的表皮叫"橘红"，能起到理肺气、祛痰的效果。现代药理学研究证实，橘子有抑制葡萄球菌的作用

下面介绍几则橘子的食疗方：

（1）感冒咳嗽：鲜橘皮 30g，水 600mL，白糖少许。水煎成 400mL，加适量白糖趁热喝 200mL，半小时后加热再喝 200mL。此法对于感冒引起的咳嗽有一定的疗效。

（2）感冒咳嗽：橘子 1 个。将橘子直接放在小火上烤，并不断翻动，烤到橘皮发黑，并从橘子里冒出热气即可。待橘子稍凉一会，剥去橘皮，让孩子吃温热的橘瓣。如果是大橘子，孩子一次吃 2～3 瓣就可以了，如果是小贡桔，孩子一次可以吃一只。最好配合大蒜水一起吃，一天 2～3 次。

（3）风寒感冒呕吐：橘子皮半个，老姜 3 片，红糖一勺。将橘子皮洗净后加入老姜、红糖水煎，20 分钟。此法对于风寒感冒，畏寒呕吐，咳嗽等有一定疗效。

（4）声音嘶哑：橘子皮 20g，凤梨 2 个。将凤梨洗净后榨汁。橘子皮水煎。将凤梨汁与橘皮汤混合后同饮。此法对于急性喉炎、声音嘶哑有一定疗效。

**专家提醒：**

因橘子性温，如体质偏热，或风热感冒最好不要一次食用过多，以防出现"上火"。同时过多食用柑橘类水果会引起"橘子病"，周身皮肤会呈橙黄色，尤以手掌、脚掌、鼻唇沟、鼻孔周边更为明显，这种现象医学上称为胡萝卜素血症或叶红质血症，也称皮肤橙黄病。若出现皮肤发黄，即应停吃，并大量饮水，增加尿量，一般数日内即可退黄。

## *13* 为什么说西瓜是天生的"白虎汤"

医圣张仲景有一张治疗发热的著名方剂，叫"白虎汤"，由石膏、知母、甘草、粳米组成，具有清热生津的功效，可治疗壮热面赤、烦渴欲饮。清代名医张璐在其《本经逢源》中指出，西瓜是天生的白虎汤，即指西瓜性寒凉，具有类似白虎汤的功效，可清热除烦、解渴生津。

中医认为西瓜味甘，性寒。有解暑除烦，生津止渴，利尿降压的功效。可用于风热感冒，高热不退，口渴心烦，咽喉肿痛，口舌生疮，小便黄赤；或暑热感冒，汗出伤津，心烦口渴，小便短少。

西瓜堪称"盛夏之王"，清爽解渴，味道甘美多汁，是盛夏佳果。西瓜含有大量葡萄糖、苹果酸、果糖、氨基酸、番茄素及丰富的维生素 C 等物质。中国民间谚语云：夏日吃西瓜，药物不用抓。说明暑夏最适宜吃西瓜，不但可解暑热、发汗多，还可以补充水分，号称夏季瓜果之王。籽壳及西瓜皮制成"西瓜霜"专供药用，可治口疮、口疳、牙疳、急性咽喉炎，及一切喉症。

但西瓜性寒，故体虚、脾胃虚弱、平素消化不良、腹泻便溏者不宜多用，否则容易引起腹痛、腹泻。而且感冒初期不适宜吃西瓜，否则会使感冒加重或延长治愈的时间。中医认为，感冒初起时，无论是风寒感冒，还是风热感冒，都属于表证，应采取发散的方法使病邪从表而解，如果此时吃西瓜，不但不能表散病邪，反会因其清热解烦作用而引邪入里，使病情加重或延长治愈时间，所以感冒初期不可吃西瓜，宜在感冒痊愈后或感冒加重，且有高热、口渴、咽痛、尿黄赤等热症时吃西瓜。

下面推荐几个治感冒的西瓜药膳：

（1）风热感冒发热咳嗽：西瓜汁 100mL，芦根 30g。将芦根加适量水煎，再兑西瓜汁服用。每日 1～2 次。

（2）风热感冒发热鼻衄：西瓜皮 100g，白茅根 30g，生姜 3 片。将西瓜皮、白茅根、生姜加适量的水煎汤，饮汤即可。每日 2 次。

（3）暑热感冒：西瓜瓤、番茄各适量。将西瓜瓤去子，用洁净的纱布挤汁，番茄用沸水烫去皮、去子，用纱布挤汁，调匀，即可。每日随时饮用。

（4）感冒后期发热：西瓜皮 60g，赤小豆 20g，绿豆 30g。将西瓜皮、赤小豆、绿豆倒入锅中，加适量水煎汤饮用。每日 2～3 次。

**专家提醒：**

不少人爱吃冰西瓜，觉得它更解渴。但西瓜本身就是寒性的，冷藏会增加它的凉性。如果贪凉吃，会让胃肠道等消化器官突然受到刺激，容易出现收缩痉挛，引发胃痛。所以，从冰箱里拿出的西瓜最好在室温中放置半小时后再吃。

# *14* 为什么说山药最适合反复呼吸道感染的孩子吃

山药又称为怀山药、淮山药，以河南焦作地区的铁棍山药比较有名，品质最好。山药自古就被称为"滋补之上品"，它既是常用的中药，又可以作为食物食用。中医认为山药味甘、性平，不燥不腻，入肺、脾、肾经;《本草纲目》概括其五大功用为"益肾气，健脾胃，止泄痢，化痰涎，润皮"。清代医家陈修园曾解释山药的功能，说它气平入肺，味甘入脾，而脾统血，主四肢，脾血足则不饥，四肢轻捷；肺主气，肺气充则轻身，气为之倍增；又因其质地稠黏，能补肾填精，精足则强阴，延年益寿。说明它具有很好的健脾、益气、补肾之功效。

反复呼吸道感染的孩子往往存在肺、脾、肾三脏不足，而山药恰好入肺、脾、肾经，因此特别适合反复呼吸道感染的患儿食用。长期服用会使肺气得复，脾气得健，肾精充足，最终，肺、脾、肾三脏之虚损得以恢复，感冒的次数也会逐渐减少。

山药的食用方法很多，可煎汤，炒菜，煮食，制作糕点，可甜，可咸，可单独食用，也可和其他药物、食物同用。

下面介绍 2 则适合反复呼吸道感染患儿食用的可口山药食谱：

（1）山药糕：山药 500g，豆沙馅 150g，面粉 90g，京糕（年糕、金糕）150g，白糖 150g。将山药洗净，上笼蒸烂，晾冷，去外皮，捣成泥状。加入面粉，搓成面团，再分成 2 块，分别做成厚约 1.5cm 的山药块。将豆沙馅铺在其中一块山药块的上面，将京糕切成 0.4 ～ 0.5cm 厚的片，铺在豆沙馅上面，再将另一块山药块盖在京糕片上铺平，撒上白糖。切成四条，每条各切成五块。放入蒸笼蒸熟。作正餐或点心食用。

（2）山药黑芝麻粥：大米淘洗干净，山药清洗干净，戴上手套，刮掉外皮，切成滚刀小块。将大米，山药和黑芝麻一起装入高压锅，加入足量的水，再加入两大块梨汁冰糖，盖好盖子。大火烧至上汽后，转小火煮10分钟。

新鲜山药切开时黏液中的植物碱成分易造成奇痒难忍，如不慎粘到手上，可以先用清水加少许醋洗。用火烤或用稍热的水淋洗，也可以止痒。新鲜山药容易跟空气中的氧产生氧化作用，与铁或金属接触也会形成褐化现象，所以切开山药最好用竹刀或塑料刀片，先在皮上画线后，再用手剥开成段。

食用山药一般无明显禁忌证，但因其有燥湿的作用，所以大便燥结者慎用。

## 15 小儿感冒时可以选用哪些食疗方对症治疗

朵朵的奶奶经常看科普类的文章，积累了不少治病的小偏方。朵朵每次生病，奶奶都会采用一些食疗的小方法。昨天朵朵感冒，嗓子疼，奶奶就给朵朵喝胖大海冰糖水，果然，朵朵的嗓子好多了。小儿感冒时还有哪些食疗方可以对症处理孩子的症状呢？

🦋 咽痛

将胖大海与冰糖同煮后，制成胖大海冰糖水，当饮料喝，可减缓咽痛、声音嘶哑。

🦋 咳嗽

杏仁粉，随时来一勺，或是泡成杏仁糊，随饮，可化痰止咳。

🦋 头痛

淡豆豉加上生姜熬汤，趁热喝下，小睡片刻，可以解除感冒初起时的头痛。

🐕 纳差

冬瓜熬热汤至烂，煮成冬瓜汤，可增进食欲。也可加上蛤蜊同煮。

# 16 小儿感冒发热该吃什么

4 岁的悦悦得了感冒，发烧，流鼻涕。悦悦妈妈给她炖了排骨，想给悦悦增强体质，悦悦的奶奶却只给悦悦吃稀饭，说大鱼大肉不好消化。究竟小儿感冒发热吃什么好呢?

小儿发烧时，新陈代谢会大大加快，其营养物质和水的消耗将大大增加。而此时消化液的分泌却大大减少，消化能力也大大减弱，胃肠的蠕动速度开始减慢。

所以对于发烧的孩子，一定要给予充足的水分，补充大量的无机盐和维生素，供给适量的热能和蛋白质，一定要以流质和半流质饮食为主，提倡少食多餐。

常见的流质食物有:

（1）牛奶：牛奶可供给孩子一定量的蛋白质，适量加些米汤可供给一些碳水化合物。

（2）米汤：米汤可供给孩子碳水化合物，其水分充足，便于患儿肠胃的吸收。把大米煮烂后去渣即得米汤。

（3）绿豆汤：绿豆属良性，有清热解毒消暑的作用。

（4）鲜果汁：在夏天，可以喝西瓜汁，它有清热解暑、止渴、利尿的作用；在秋冬季节，可以喝鲜梨汁，它有润肺、清心、止咳、祛痰等作用；新鲜橘子汁，具有去湿、化痰、清肺、通络等作用。

常见的半流质食物有稀饭、蛋、烂面等。

值得注意的是，患病急性期一般食用流质食物，在恢复期或退热期食用半流质食物。

若发热患儿食欲不好，就不要勉强他吃东西，以免吃了以后胃部不舒服吐出来，但一定要注意补充水分。

另外，在患儿发热期内不要突然增加他过去没有吃过的食物，以免造成腹泻。

## 17 国外有哪些防治感冒的民间食疗方法

3 岁的琳琳最近刚随妈妈从东欧回国，可能是旅途劳累，刚到家就得了感冒，妈妈想起在国外时当地人治感冒的小偏方，给琳琳试用了一下，还别说，似乎有点效果。

下面就向大家介绍几种国外防治感冒的食疗方法。

波兰人将一棵圆葱切成小碎块，置于锅中并加入适量砂糖，然后炖干成圆葱精服用（有点类似中国民间红糖姜茶或糖明姜）。

巴西人用线将生蒜穿在一起，缠在头上保持约 1 小时。每日 1 次，两天后感冒即愈。

日本人感冒时喝蛋酒，这在日本是一种古老的治疗方法，如今仍然盛行，效果较好。

瑞士人将洋葱头切成细丝，用 1 汤匙砂糖拌匀，过 1 小时溢出甜汁，每天饮服 4 次，每次 1 小匙，2 天后感冒可治愈。

意大利人将柠檬切成薄片，然后用火把它烧焦，睡觉时用毛巾裹上烧焦的柠檬缠绕在头上，可防治感冒。

## 18 吃什么可预防感冒

棒棒 3 岁了，最近这半年他总是感冒，为了好好照顾他，妈妈索性辞了职，每天精心给棒棒调配饮食。经过棒棒妈妈的悉心照看，棒棒的身体真的变棒了，感冒也少了。那么，棒棒妈妈是如何选择食物预防孩子感冒的呢？

下面我们就介绍一下可以预防感冒的食物。

### 母乳

母乳不仅是孩子体格和智力发育的最佳食品。而且具有防止感冒的功效。研究表明，母乳含有对呼吸道黏膜有保护作用的几种免疫球蛋白，尤以分泌型 IgA 最多，另外两种 IgM 和 IgG 含量亦不少。另外，尚有一定量的对感冒病毒等有抑制作用的溶菌酶乳铁蛋白、巨噬细胞等免疫因子。故母乳喂养的宝宝比起非母乳喂养的孩子感冒的发生率低得多，这也是为什么要提倡母乳喂养的一个重要原因。

### 富含维生素 A 的食物

儿科专家提出，冬春季节儿童体内缺乏维生素 A 是易患呼吸道感染疾病的一大诱因。印度尼西亚的研究人员对 140 例死亡儿童研究结果的结论是：在感冒等呼吸感染性疾病高发季节，给儿童增加含有丰富维生素 A 的食品，可使儿童死亡率减少 3/4。美国科学家认为维生素 A 是通过增强机体免疫力来取得抗感染效果的。此外，维生素 A 可减少麻疹的患病危险和死亡率。富含维生素 A 的食物有胡萝卜、苋菜、菠菜、南瓜、红黄色水果、动物肝、奶类等，必要时可口服维生素 A 制剂，婴儿每日 1 次，500～3000U，年长儿童每日 3000～5000U。

### 富含锌的食物

研究表明，锌元素是不少病毒的"克星"。美国科学家用锌剂抑制艾滋病毒已获得初步成效，天津医学院的专家们用锌剂治疗流感已取得良好效果。在感冒高发季节多吃些富含锌的食品有助于机体抵抗感冒病毒，其机理是：①锌元素能直接抑制病毒增殖；②锌增强机体细胞免疫功能，特别是吞噬细胞的功能。肉类、海产品和家禽含锌最为丰富。此外，各种豆类、硬果类以及各种种子亦是较好的含锌食品，可供选用。

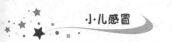

### 🦋 富含维生素 C 的食物

维生素 C 能将食物内蛋白质所含的胱氨酸还原成半胱氨酸，半胱氨酸是人体免疫大军的重要成员，抗体合成的必需物质，故维生素 C 有间接地促进抗体合成、增强免疫的作用。国外有人试用维生素 C 每日 3g 口服预防感冒，亦证明给孩子适当多吃一些富含维生素 C 的饮食是有防病效益的。各类新鲜绿叶蔬菜和各种水果都是补充维生素 C 的好食品。

### 🦋 富含铁质的食物

研究发现，体内缺乏铁质，可引起 T 淋巴细胞和 B 淋巴细胞生成受损，表现为数量和质量下降，吞噬细胞功能削弱，天然杀伤细胞数量减少等免疫功能降低的变化。而富含铁质的食物可使上述不利于机体抗病能力的变化得到纠正，恢复正常，达到对抗感冒病毒的目的。此类食品有动物血、奶类、蛋类、菠菜、肉类等。但不宜盲目偏食过多，特别是铁强化食品，一是避免破坏微量元素间的平衡，降低锌、铜等的吸收率；二是过多的铁贮于体内，可能产生有助于细菌生长和增殖的弊端。

## 19 介绍几种小儿感冒的食谱

5 岁的悠悠从周一开始嗓子疼痛，口干，流黄鼻涕，胃口也比平时差，已经 2 天没有大便了。悠悠妈妈很想知道一些适合感冒小孩吃的饭食。

下面就介绍几款感冒食谱。

### 🦋 "寒性感冒"宝宝食谱——葱白粳米粥

功效：如果你的宝宝在感冒初期，有以下的症状：咳嗽、痰多且稀、鼻涕清稀、舌苔白白的、大便白而干、尿很多、不爱喝水，一般就是寒性感冒，多是因为寒性、着凉所致的感冒。这时，宝宝适合的食谱就是"葱白粳米粥。"

材料：葱白（葱的根部）5～6段，生姜6～7片，粳米适量。

做法：先将粳米煮成粥，同时将葱白放入粥中，快好时放入生姜煮5～10分钟后就可熄火。

### "热性感冒"宝宝食谱——薄荷牛蒡子粥

功效：倘若宝宝在感冒初期的症状为：痰咳不出来、咽疼、爱喝水、有黏稠的鼻涕、舌头红色、舌苔变黄、脉搏也比平常快，一般是热性感冒。这时，就需要给宝宝煮"薄荷牛蒡子粥"。

材料：薄荷6g，牛蒡子10g，粳米适量。

做法：先将牛蒡子单煮15分钟，取出牛蒡子，留下汁水备用。将粳米煮成粥，10分钟后放入薄荷，在粥快好时，放入牛蒡子汁水，煮5分钟即可。

### "健康宝宝"防感冒食谱——玉屏风散

功效：此方可帮助宝宝有效预防感冒，提高免疫力。

材料：西洋参或党参10g，白术10g，防风6g。

做法：将西洋参或党参、白术、防风用水煮开后，取汁水当茶喝。也可服用玉屏风口服液。

### 预防流感的食谱——醋烹菜肴

（1）醋熘白菜：取青口白菜的二三层帮叶约400g，切斜片。锅内放油，油热后放花椒10粒左右，炸黑后放白菜，立即将一小酒杯米醋入锅，翻炒放少许白糖、味精，再翻炒，放盐适量，稍候勾淀粉少许，即可出锅。

（2）醋熘土豆丝：将切好的土豆丝放入清水中过一遍，去掉其粉质，防止粘锅底，用料与醋熘白菜相同，但不需勾淀粉。

（3）醋烹豆芽菜：豆芽菜醋烹后立即翻炒，放味精、盐适量，翻炒立即出锅。火候要大，快炒，豆芽形状基本不变。

小儿感冒

NO.7

预防、养护与康复

# 1 为什么说多喝水，好好休息是治疗感冒的最好方法

茵茵上小学一年级了，刚开学，她就有点流鼻涕、咳嗽，还有些低热。茵茵妈妈给茵茵请了半天假，带她去医院看病。茵茵妈让医生给孩子输点液，好让茵茵快点好了，下午好让她回学校，免得耽误学习。可医生说，没必要给茵茵输液，输液也不可能让感冒好得更快。治疗感冒最好的办法是多喝水，好好休息。建议茵茵多请几天假，在家里好好休息。那么，为什么说多喝水，好好休息是治疗感冒的最好方法呢？

我们知道，感冒绝大多数是病毒感染引起的，而目前尚无治疗病毒感染的特效药。同时，我们应该了解，如果没有并发症，一般感冒是可以自愈的，即无需特殊治疗，自然就好了。但这并不是说作为家长，我们什么也不需要做，就等着感冒自然好。要知道合理的护理，会让孩子的感冒尽快痊愈。具体护理要点如下：

 注意休息

轻症感冒，一般无需卧床，但应适当增加休息时间。重症感冒患儿则应卧床休息。保证休息，有利于身体的恢复，增强机体的抗病能力。尽量避免让患儿过多活动，或学习劳累，以免降低抵抗力，引起病情加重，甚至出现合并症。

🦋 环境适宜

每天要定时开窗换气，保持室内空气新鲜，即使是在冬季也不例外。一般室温保持在 18 ～ 20℃，湿度在 55% ～ 60% 为宜。开窗时可让孩子在另一房间，待换好空气后，再让孩子回来，避免冷风直接吹孩子。

🦋 补充足够的水分

小儿感冒时常发热，消耗体内水分。服用退热药后，又常常大量出汗，因此体内水分丢失较多。这时需大量补充水分，以利于体内代谢产物的排泄，促进康复。补充水分，最好的饮料是温热的白开水。如果孩子不愿意喝白开水，可以酌情选择稀粥、牛奶、豆浆、菜汤、水果汁等。

🦋 注意维生素的补充

新鲜的水果、蔬菜中含有较多的维生素，如：胡萝卜、菠菜、芹菜、南瓜等含维生素 A 较多；大豆芽、花生等含维生素 B 较多；西红柿、柿子、苹果、芥菜等含维生素 C 较多。

🦋 防止交叉感染

病情轻者在家治疗。若去医院就诊，最好戴上口罩。同时尽量不要到人员密集的场所，如超市、游乐场等地，以减少交叉感染的机会。另外，还要注意天气变化，预防再次受风、着凉、中暑等。

另外，家长要密切观察患儿的体温、呼吸、心率的情况，尤其是精神状态，如孩子不愿意玩耍，或烦躁不安，就要及时去医院就诊。

## 2 如何正确使用空调

夏天到了，最高气温达到了 35℃。如果在家里不开空调的话，光坐着不动，也直往下淌汗。3 岁的家明，每天在家里跑来跑去，一刻也不停，一会儿就一身大汗，身上还长了许多痱子。晚上不开空调，孩子热得翻来覆去，睡不踏实。家明妈妈真怕他会热得生病，想开空调给他吹吹。

可又听人说宝宝太小，对温度的适应能力没有大人那么强，温度一会儿高一会儿低，特别容易让宝宝感冒、发烧。那么，到底在夏天能不能给孩子用空调呢？如果可以，有哪些注意点？

有不少育儿杂志上说，最好不要在宝宝的居室内开空调，以免宝宝得空调病。可是天气炎热，室内温度过高，孩子白天大汗淋漓，晚上睡不好，时间长了，抵抗力下降，也会生病。为此，许多家长陷入了两难的境地，不知道到底应不应该给孩子用空调。其实，用空调并不意味着一定会得空调病，灵活、科学地使用空调才是关键。

孩子皮肤薄嫩，皮下脂肪少，毛细血管丰富，体温调节中枢尚未发育完善。在高温季节，宝宝衣着单薄，汗毛孔张开。如果使用空调不当，孩子突然进入低温环境时，受冷空气侵袭，皮肤毛细血管收缩，汗毛孔紧闭，体内热量散发不出来，容易使体温调节中枢失衡，交感神经兴奋，内脏血管收缩，胃肠运动减弱，出现发热、咳嗽、鼻塞、咽喉痛，胃肠不适、腹胀、腹泻、食欲不振等症状。俗称"空调病"。

那么，应该如何使用空调，既让它给我们好好服务，又不会对孩子的身体造成伤害呢？

1. 要预防空调病，首先必须加强空调系统的管理和维护，定期检查空调器的过滤膜，并及时更换；空调器中的冷却盘要定期清洗。

2. 长期生活在空调房里的宝宝，父母要保证他们每天有一定的外出活动时间。安装空调的房间要防止空气污染，定期开窗换气。即便是开着空调，最好也把窗户开一条小缝通风，保证室内空气的新鲜。大人应避免在室内吸烟。

3. 安装、使用空调时注意，不要让空调机送风口的冷风直接吹在孩子身上。

4. 设置空调机的温度在27℃左右。使室内温度比室外低3℃～5℃为佳。否则室内外温差过大，孩子的身体难以适应，容易感冒生病。另外，夜间气温低，应及时调整空调温度。

5.限定空调使用时间。即便天气很热，也不要整天开着空调。最好不要整夜开着空调睡觉。可以在睡前打开空调制冷，待孩子睡着后，将空调关闭。

6.夏季孩子出汗比较多，有汗进入空调房时，切记先换掉湿衣，擦干汗水。切勿立于空调风口，图一时痛快。而且，空调的温度也不可设置过低，可先高一些，等孩子适应了，再慢慢调至合理的温度。

7.使用空调后，室内比较干燥，父母要给孩子多补充水分。同时，还要加强对干燥皮肤的护理。

**专家提醒：**

感冒患儿应慎用空调。因为很多患儿对冷空气过敏，从外部较为温暖甚至是炎热的环境中进入空调房之后，遇到冷空气，就有可能加重感冒。加之，空调暂停使用后机体内形成大量的尘螨，而到第二年开始使用前没有进行很好的清洁，一打开空调，机箱里的尘螨就随着气流弥漫到空气中，也增加了感冒发病的几率。

## 3 如何正确使用电风扇

靓靓的家住在地下室，一到夏天，闷热难熬。靓靓妈妈买了电风扇给孩子吹。靓靓奶奶说宝宝睡觉时电风扇不能放在宝宝脚的那一边对着孩子，否则会有风往宝宝鼻孔钻，容易感冒，要把风扇放在头的一端，这样对吗？到底应该如何使用电风扇呢？

炎夏时节，酷暑难耐，有的家长担心"空调病"，不愿给孩子使用空

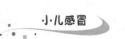
调，转而使用电风扇，其实电风扇使用不当，也会给健康带来危害，发生感冒、面神经麻痹、肩周炎、腰酸背痛等症。究其原因，主要是气温较高时，人体主要靠汗液蒸发散热，此时如果电扇风吹得过大，皮肤表面温度下降，毛孔闭塞，身体内部的热散发不出来，破坏了人体自身的温度调节功能。长时间地吹凉风，也会使呼吸道黏膜毛细血管收缩，抗病能力下降，从而诱发感冒、咽喉炎、扁桃体炎等各种疾病。那么，该如何正确使用电风扇呢?

1.电风扇不能直接对着孩子吹，可对着墙面或其他方向吹，靠电风扇吹出的风在空气中形成的流动气流，来降低居室温度。风速、风力不能太大、太强，以慢档、低速为佳。

2.使用电风扇时间不宜过长，风量也不要过大，而且，尽量让电风扇摇头旋转，使风源不完全固定在某一点，形似一阵阵凉风。

3.莫让孩子的头长时间吹电风扇，以免引起面部神经周围血管发生收缩、痉挛，造成缺氧，导致面神经麻痹。

4.在小儿睡着时，不要开电风扇，因为小儿在睡着时，体温下降，全身肌肉松弛。开电风扇，小儿容易感冒。

5.不能光身吹电风扇，要穿上衣裤，至少要穿背心。

6.孩子满身大汗时不应马上吹电风扇，应给孩子换掉湿衣服，擦干汗液，过一阵子再吹电扇。

**专家提醒：**

　　婴儿床不能直接放置在吊扇下面，不论风速开得多慢。因为宝宝入睡时毛孔张开，很容易受凉，出现感冒等疾病。

## 4 感冒发热时该穿多还是穿少

4 岁的小健总是感冒，三天两头往医院跑。平时还特别爱出汗，稍一活动就满身大汗。最近天气渐渐冷了，昨天西北风一吹，他又发烧、流鼻涕了。小健妈妈说医生说了，发烧不能捂着，给孩子只穿一件薄秋衣。可小健爷爷却说，得给孩子多穿点，捂一捂，出点汗，病就好了。一家人争执不下。那么，孩子究竟应该穿多少适宜呢？感冒发热时该穿多还是穿少呢？

我们知道，孩子的体温调节中枢发育还不健全，而且冷暖不能自知，很容易因穿衣不当而引发感冒。有些家长生怕孩子感冒，给孩子里三层外三层的，穿得厚厚的，比大人还要多。可孩子还是总感冒。其实孩子们天性好动，穿着过多，活动后容易出汗，厚厚的衣服又不能散热，还得自己将汗湿的衣服捂干，如果不小心吹着风，孩子就很容易受凉感冒。所以多穿衣服不仅不能预防感冒，反而往往会适得其反。而天气转凉时，如果不给孩子及时添加衣物，也会使孩子着凉感冒。那么小儿究竟应穿多少适宜？

小儿穿衣的原则是既要保暖，又要避免大量出汗。一般能活动的小孩要穿得比父母少一件，躺在床上的小孩则要比成人多一点。判断宝宝衣服穿多了还是少了，不能以宝宝手脚的冷热来决定，这是因为宝宝手脚的血液比其他脏器相对较少，在冬天很容易发冷，而在活动后，又很快可以使手脚温暖。有一个简单的方法，就是让宝宝自由活动 10 分钟，如果宝宝面色红润，贴身衣服是温热的，说明衣服正好；如果宝宝面唇色红，贴身衣服有些湿，说明衣服多了，应逐渐减少；如果面色不红润，贴身衣服是干凉的，则说明衣服太少，应适当增加。

换季时，小儿很容易感冒伤风。预防之道就是要注意气候变化，冷热当心。早晚天凉时要加衣服，中午气温高，及时给孩子减衣服。夜凉之时，要注意为孩子盖被。孩子感冒发烧时，往往会感觉到怕冷，这时可适当多穿一些，有助于发汗散热。但小婴儿由于体温调节中枢发育不健全，捂盖太多太厚，反而不利于散热，甚至可出现发热不退、抽搐等症状。

孩子在外面玩得满头大汗时，千万不要以为孩子热了而脱衣服。可以随时带着毛巾，出汗就随时给孩子擦掉，但这样也不能保证衣服不被湿透。最好在玩之前，就先给孩子穿少点，以免汗出过多。容易感冒的孩子中，有相当一部分人特别能出汗，白天动辄一身汗，夜晚汗湿衣被。这样的孩子多属于中医气虚范畴，汗出易于受凉，反复出汗也容易虚，所以容易感冒。对于这类孩子除了加强对衣着的管理外，最好服中药调整一下体质。

中医认为，小儿穿衣要注意"三暖二凉"，即背暖、肚暖、足暖、头凉、心胸凉。具体如下：背暖：保持背部的"适当温暖"可以减少感冒机会。"适当温暖"，就是不可"过暖"，过暖则背部出汗多，反而因背湿而患病。肚暖：肚子是脾胃之所，保持肚暖即是保护脾胃。小儿常脾胃不足，当冷空气直接刺激腹部，孩子就会肚子痛，从而损伤脾胃功能，影响到营养物质的消化吸收。另外，中医还认为，脾胃与免疫功能有关。所以，"肚暖"是孩子保健的重要一环，睡觉时围上肚兜，是保持肚暖的好方法。足暖：脚部是阴阳经穴交会之处，皮肤神经末梢丰富，是对外界最为敏感的地方。孩子的手脚保持温暖，才能保证身体适应外界气候的变化。头凉：从生理学的角度来讲，孩子经由体表散发的热量，有1/3是由头部发散，头热容易导致心烦头晕而神昏，所以中医认为，头部最容易"上火"，孩子患病更是头先热。如果孩子保持头凉、足暖，则必定神清气爽，气血顺畅。心胸凉：穿着过于厚重臃肿，会压迫到胸部，影响正常的呼吸与心脏功能。穿着过厚，还容易造成心烦与内热。

**专家提醒：**

　　近年来，一些年轻的妈妈愿意让孩子光着脚在地板上跑来跑去。其实，这种做法是不正确的。中国有句老话说"寒从足底起"，双足受凉，孩子很容易感冒。所以即使不给孩子穿鞋，也要穿上厚袜子，以防足底受凉。

## 5 感冒时能剧烈运动吗

　　逸轩是小学六年级的学生，从周一开始有点流鼻涕、低热，嗓子疼。逸轩妈妈说"是药三分毒"，不就是感冒嘛，不用吃药，跑跑步，出点汗就好了。于是逸轩每天放学后都去踢球，跑步。几天下来，感冒症状确实有所减轻，可逸轩却感觉越来越没劲儿，有时还觉得心慌、胸闷，人也显得苍白起来。逸轩妈妈赶紧带他去医院，医生检查后诊断逸轩患了心肌炎。医生说，可能和逸轩感冒后剧烈运动有关。那么，为什么感冒后不能剧烈运动呢？

　　有些青年人在感冒后打球、跑步，出一身大汗后，感冒症状的确会减轻一些。这是因为人在运动时，交感神经兴奋，心跳加快，呼吸加速，体内的白细胞和其他抗体所组成的防御系统机能提高。再加上出汗时体内的毒素排出体外较快，使感冒症状得到一些缓解。但这种情况仅多见于少数体质较强、感冒初期、症状较轻的人身上，对于多数人尤其是儿童、体弱者和老人来说，感冒时参加体育锻炼是有害无益的。

　　我们知道，感冒是由病毒或细菌引起的急性上呼吸道疾病。人体为了抵御入侵的病毒或细菌，要动员体内的防御系统与之斗争，表现为一定限度内的体温升高，白细胞增多，细胞的吞噬作用、抗体的生成、肝脏的解毒功能等均增强。同时，体内的新陈代谢也加快，以提高机体的抗病能力，这时为机体创造有利的抗病条件甚为重要，其中，适当的休息就是重要的一条。如果感冒后再进行打球、跑步等体育锻炼，会使体内产热进一步增加，代谢更加旺盛，这样势必造成体温过高，进而使体内调节功能失常，使中枢神经系统的兴奋性增高过度，体内的能量物质包括糖、脂肪、蛋白质等消耗过多，反而会削弱人体的抵抗力，并使氧的消耗量大大增加，以致加重心、肺等系统的负担。

当感冒为细菌引起时，致病细菌大多为溶血性链球菌，少数为肺炎双球菌，如不及时休息和治疗，除了可继发鼻窦炎、支气管炎外，还有可能引起风湿病、肾炎等。当感冒为流感病毒引起时，过度运动会使病毒侵害内脏器官，尤其是心肌，甚至继发病毒性心肌炎。小儿感冒期间剧烈运动，还会出现髋关节滑膜炎，轻则孩子走路跛、腿疼，重则不敢走路，也有个别的患儿可能引起股骨头坏死。

值得注意的是，某些急性传染病如流行性脑脊髓膜炎、病毒性肝炎等发病初期均可出现类似感冒的上呼吸道症状，有时难以与感冒区别。如果得了这些病，再用体育锻炼的方法治疗，后果就更加严重。

因此，感冒时不宜参加体育锻炼，而应在医生指导下服药、休息，待感冒痊愈后过几天再参加运动为好。

## 6 小儿感冒什么情况下需要去医院

西北风一吹，天气骤然冷了。3岁的果果晚上开始发热，果果妈妈一会儿给她测一次体温，最高的一次体温是38.5℃。早上起来果果精神不错，体温也有点下降了，还有些流鼻涕。果果妈妈不放心，想带她去医院看病，可又怕医院病人多，交叉感染。那么，小儿感冒什么情况下需要去医院呢？

　　每天挤满各大医院儿科门诊的小患者中约有 70% 是上呼吸道感染，即我们所说的感冒。而在这些就诊的感冒患儿中，有相当一部分是无需来医院的。因为感冒并没有什么特效药，注意休息，多喝水，绝大多数孩子是可以自愈的。如果带孩子来医院，长时间候诊，影响孩子休息不说，还增加了交叉感染的机会，有可能感染其他病毒、支原体、细菌等病原体，甚至加重病情。

　　判断孩子是否应该去医院，主要是看孩子的精神和面色。所以如果孩子只是发热或是轻微咳嗽，面色、精神都还比较好，可以在家给孩子吃些清热解毒的中成药，如果孩子发热到 38.5℃ 以上，可以给孩子服退热药。如果孩子精神不好，脸色难看，或是呕吐、腹泻次数比较多，为防止孩子脱水，就该带孩子去医院了。此外，如果孩子在家服药后病情不见好转，反而出现剧烈的咳嗽、呼吸加快、呼吸困难，或呼吸不均匀、鼻翼扇动、口周发青、两锁骨中间部位凹陷等情况，也该带孩子去医院了，以防感冒发展为肺炎。

　　美国梅奥诊所的专家指出，对于 3 个月以下的婴儿，只要有感冒症状，就必须马上去医院。而对于 3 个月以上的孩子，出现以下情况时则一定要看医生：

　　（1）小便次数比平时少。

　　（2）体温超过 39.4℃。

　　（3）连续 3 天体温超过 37.8℃。

　　（4）耳朵或鼻窦疼。

　　（5）眼睛变色发黄。

　　（6）咳嗽 1 周以上。

　　（7）流绿色的稀鼻涕超过 2 个星期。

　　此外，有些情况是需要看急诊的：拒绝吃流食；痰中带血；咳嗽造成呛咳；皮肤变色；嘴唇青紫，呼吸困难。

**专家提醒：**

如果孩子感冒了，最好不要让孩子再去上学或幼儿园，而应该在家里好好休息，一来可促进疾病的尽快好转，再则也可避免造成学校或幼儿园内的交叉感染。

# 7 如何护理发热的孩子

2岁的帆帆早上大哭了一场，因为和他朝夕相处的妈妈出差去了。没想到，晚上帆帆竟然发起烧来了，帆帆爸爸手忙脚乱地找出体温计，想给帆帆量体温，可帆帆根本就不听爸爸的话，拒不测体温，还大哭大闹，出了满身的汗，过了一会儿，帆帆爸爸一摸帆帆，体温好像又降下来了。那么，究竟应该如何护理发热的孩子呢？

我们前面说过，孩子的正常体温可在一定范围内波动。短暂的体温波动，全身情况良好，又无明显症状，可以不认为是生病。正常小儿腋下体温为36℃～37℃，如超过37.4℃可以认为是发热。当饭后、哭闹、穿衣盖被过厚、室温过高时，孩子的体温可能会升高到37.5℃左右。尤其是新生儿或小婴儿更容易受以上条件影响。当婴儿缺水或者大量出汗后体温也可能会异常升高，甚至达到38℃以上。另外，测量体温的方法也会影响体温的高低。测腋下体温应以5分钟为准，不宜超过10分钟以上，过久后，所测体温有渐增趋势。

在护理发热的孩子时，还要注意把握以下几个方面：

1.可以每2个小时为孩子测一次体温，因为孩子的体温变化快，如果体温不超过38.5℃，先不用处理，多给孩子喝水就可以。

2. 注意观察孩子的精神和脸色。我们经常说孩子有病不会装，都会表现在脸上。如果孩子发热时，精神很好，能吃能玩，体温超过38.5℃以上，也可以暂时不用退热药物。先选择物理降温，例如可以给孩子洗温水澡，水温在35℃～39℃。

3. 当体温超过39℃时，容易因高热诱发惊厥，必须马上使用退热药物。

4. 让孩子多喝水，可以帮助排尿，带走体内多余的热量。同时，喝温热的开水，有助于发汗退热。

5. 通便清火，也可以排除孩子体内的积热。如果孩子发热当天或几天都没有大便，即使这几天吃得很少，也要用一次开塞露，排除体内积存的食物残渣，利于退热。

**专家提醒：**

　　对于有高热惊厥史的孩子要尽早使用退热药物，不要机械地以38.5℃为标准。

## 8 如何护理高热惊厥的患儿

　　婷婷是个2岁的小姑娘，几个月前因为高热惊厥住过院。现在只要婷婷一发烧，全家人就紧张得要命，生怕婷婷再抽风。可尽管全家人都很注意，昨天婷婷还是又发烧了，而且再次抽起风来。婷婷奶奶使劲地摇晃婷婷，大声地喊她的名字。婷婷妈妈手忙脚乱地，把自己的手指塞到婷婷的嘴里，婷婷爸爸忙着打120。等急救车来了，婷婷也不抽了。全家人吓坏了，不知道碰到这种情况到底应该怎么办？

小儿发生高热惊厥时，家长一定不要惊慌，要保持镇静，此时你的每一步护理对孩子都很重要。主要护理点如下：

1. 首先要保持保持周围环境的安静，禁止给孩子一切不必要的刺激。尽量少搬动孩子，也不要大声喊叫，摇动患儿。

2. 体位。立即帮孩子侧身俯卧，头稍后仰，下颌略向前突，不用枕头或去除枕头，让孩子平卧，头偏向一侧。这样舌根不会阻塞呼吸道，呕吐也不会引起窒息。切忌在惊厥发作时给孩子灌药，否则有发生吸入性肺炎的危险。解开衣服，特别是胸口部分，加强散热。

3. 用消毒纱布包裹压舌板或把消毒纱布叠成筷子宽度放在上、下磨牙之间，防止咬伤舌头。但不要把勺子、筷子、手指等直接放入孩子口中。这样做有时会导致不能呼吸，或者损坏牙齿，或吞入咬碎物等情况。同时用手绢或纱布及时清除宝宝口、鼻中的分泌物，保持呼吸道的通畅。

4. 控制惊厥。马上用指甲掐按小儿的鼻下人中穴、双手虎口部的合谷穴及双手腕上的内关穴两三分钟。注意不要太用力，避免损伤皮肤，给孩子带来不必要的痛苦。

5. 降低体温。在孩子前额、手心、大腿根处放置冷毛巾，并经常更换；保持毛巾的温度不要过高，或将热水袋中盛装凉水或冰水，外用毛巾包裹后放置在孩子的枕部、颈部、大腿根处。或采取酒精擦浴。

6. 及时就医。经过上述方法处理后，即使患儿惊厥已经停止，也要带他到医院进一步查明惊厥的真正原因。就医途中，应该将宝宝的头暴露在外，伸直颈部保持呼吸通畅。切勿将宝宝包裹太紧，易使宝宝口鼻受堵，造成呼吸道不通畅。

7. 预防。预防高热惊厥的关键在于退热，热退惊自止。遇到6个月至3岁的小儿高热，也就是体温在38.5℃以上时，应采取积极的退热方法。复杂热性惊厥的孩子需在医生指导下按时有规律地长期服药。

8. 饮食护理。惊厥的患儿，禁食过于油腻的食物，应以素食流质为主。病情好转后，适当酌加富有营养的食品，如鸡蛋、牛奶、藕粉等。

根据季节变化，夏季时给予西瓜汁、番茄汁，冬季可饮鲜橘水、苹果泥。痰多时可予白萝卜汁，或荸荠汁。

# 9 孩子患了疱疹性咽峡炎如何护理

最近，虎虎所在的幼儿园小一班有 5 ～ 6 个孩子都得了疱疹性咽峡炎。不幸的是今天早上虎虎也开始发烧，流口水，还直说自己嘴巴疼，虎虎妈妈赶紧带他上医院，医生说虎虎也患了疱疹性咽峡炎，开了些抗病毒及清热的药。可回家后虎虎别说吃药了，饭都不吃，一看有东西送到嘴边，就把头一扭，嘴抿得紧紧的。虎虎妈妈心急如焚，不知道该怎么办好。

我们前面说过，疱疹性咽峡炎是由于感染了柯萨奇 A 组等病毒而引起的急性发热性疾病，好发于炎热的夏季，最典型的表现为急性发热、咽痛、流涎、呕吐、不想吃饭，医生检查可见咽部充血，咽腭弓、悬雍垂、软腭处有 2 ～ 4mm 大小的疱疹，周围有红晕，疱疹破溃后形成小溃疡。这种病会令孩子感到口腔疼痛难忍，吃东西时疼痛加重。父母看到孩子不吃东西，往往非常着急，手足无措。那么，孩子患了疱疹性咽峡炎应该如何护理呢？

### 降温

疱疹性咽峡炎的孩子多数会出现发热。有发热时，家长应先给孩子进行物理降温或服退热药，等孩子体温有所下降再去医院。而有些家长一看到孩子出现发热，便急忙把孩子送到医院。这样在候诊过程中，孩子持续发热，感觉不舒服，还有可能出现高热惊厥等情况。

### 饮食护理

进食困难的小儿，应适当补液，以防止脱水、电解质紊乱。平时应多饮水有利于降温。吃有营养而且容易消化的流质或半流质，如牛奶、米粥、果汁。饮食应少量多次，不要给孩子吃辛辣、甜腻或油炸的食品。也不要吃过酸、太咸、坚硬的食物，以免刺激黏膜，引起疼痛加重。可吃一些不太热而且清淡易消化的食物，还可增加一些蔬菜汁。

较大的孩子发热期可吃一些冰淇淋，因冰淇淋较凉，可起到止痛的作用；再有里面含有牛奶及维生素等，可增加热量，补充营养；也可起到降温作用。因此，对于早期高热、拒食的小儿，给孩子吃冰淇淋时，多数孩子愿意接受，对止痛、退热及预防脱水能起到良好效果。

### 消毒隔离

孩子使用的食具要进行消毒处理，并注意和家里其他孩子的食具隔离。另外，由于该病毒在空气中会繁殖，并且通过呼吸道传染，建议幼儿园最好隔离患病的小孩，而家长也应该让病童在家休息，约1周后才继续上学，避免传染给其他健康的小朋友。

以下介绍2则药膳：

（1）瓜皮绿豆饮：西瓜皮100g切成小片洗净备用，绿豆100g洗净浸泡半天与瓜皮同煮，开过后小火煮30分钟，待绿豆烂熟后加入冰糖50g再煮几分钟，然后留出水液，放凉后喂宝宝，可以清心、除烦、解毒。

（2）灯心草薏米露：灯心草8g，清洗干净后加水煎煮5分钟，弃草留水加入薏米或西米150g熬制成粥，加入少许藕粉使其黏稠并略有甜味，放凉后喂服宝宝，可以去除心火，减轻痛苦。

## 10 为什么说勤洗手能预防感冒

小石头3个月了。爸爸出差半个月，今天刚回家，放下行李，就要去抱小石头。石头妈妈连忙阻止了他，让他先洗手、洗脸，再亲孩子，免得给孩子传染上感冒。石头爸爸有些不高兴地说："感冒不是呼吸道传播吗？而且我也没感冒，有必要那么紧张吗？"那么，石头妈妈的谨慎有道理吗？

过去，科学家普遍认为感冒主要是通过空气中的飞沫传播，即感冒患者在咳嗽和打喷嚏时，会把病菌带到空气中，健康的人在吸进这种空气时，会把感冒病毒一块儿带入体内。但近年来，国外一些学者通过实验研究认为，感冒并非完全通过空气传播，而主要是通过手与手的直接接触。因为感冒患者在咳嗽和打喷嚏时带出的病毒会在很短的时间内降落到地上，健康的人只要不是长时间地和感冒患者在一起，受传染的机会并不大。而手和手的接触才是感冒病毒传播的主要途径。感冒患者的手部有大量的病毒存在，健康的人和感冒患者握过手后，自己也就成了带毒者，如果再摸鼻子，感冒病毒就会从手部跑到呼吸系统中。很多人就是这样在不知不觉中传染上感冒的。所以要预防感冒，关键是要勤洗手。

常见的感冒病毒，如鼻病毒，能够长时间附着在人手上，有的竟长达 70 小时，感冒患者打喷嚏以后，病毒就会沾在手上，再通过人们的身体接触或对公共物件的接触，轻而易举地传播开来。在外学习、工作一天的人们，因为可能接触到大量的感冒病毒，所以回家后首先要搞好个人卫生，洗干净手、脸后再接触孩子，以免将感冒病毒传播给孩子。

如果只是用水冲一下手，并不能将病毒洗掉，要用肥皂或洗手液才行。正确洗手需要 6 个步骤。下面介绍洗手六步法。

第一步：双手手心相互搓洗（双手合十，简称童子拜佛）。

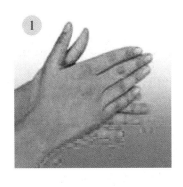

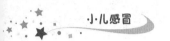
第二步：用手心搓洗手指缝（双手交叉相叠）。

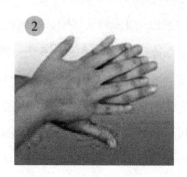

第三步：手心对手背搓洗手指缝，左右手相同（双手上下相叠十指交错）。

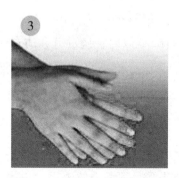

第四步：指尖搓洗手心，左右手相同（指尖放于手心）。

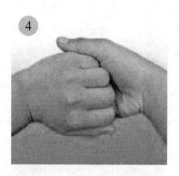

第五步：一只手握住另一只手的拇指搓洗，左右手相同。

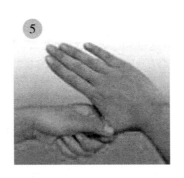

第六步：一只手握住另一只手的手腕转动搓洗，左右手相同。

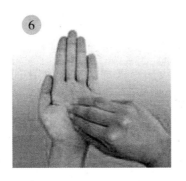

**专家提醒：**

　　我们在公共场所要尽量避免和一些大量人体接触的物体接触，如门把手、公用电话、自动扶梯、电梯按钮等。并尽量减少用手摸脸的次数。

# *11* 打流感疫苗能预防感冒吗

彤彤这几天感冒了，流鼻涕，咳嗽，发烧。彤彤妈妈感到很费解，今年秋天彤彤在幼儿园打了流感疫苗，本来以为今年冬天孩子不会感冒了，怎么还是没预防好，这疫苗怎么没用呢？

许多家长认为给孩子接种了流感疫苗会起到预防感冒的作用，其实这是人们对流感疫苗认识的一种误区。注射流感疫苗是预防和控制流感的措施之一，但不能包治感冒，也不能防止普通感冒的发生。我们前面说过，流感和普通感冒不是一回事。

流感疫苗其实就是降低了毒性的流感病毒，或流感病毒的某些成分。在人体打流感疫苗后，人体就会对进入人体的少量减毒流感病毒产生一定的免疫抗体。而当人体遭受到流感病毒的大规模侵袭后，人体内打流感疫苗后所产生的抗体就会迅速启动产生大量抗体而发挥抗流感病毒的作用，从而达到杀灭病毒抵抗流感的作用。而没有打流感疫苗的人体本身就没有抵抗流感病毒的抗体，一旦感染流感病毒，人体会启动免疫系统，产生流感病毒的抗体，而打流感疫苗的人就节省了这个产生抗体的时间，而使人体对流感病毒的反应更迅速了。接种疫苗2周后，人体可以产生保护性抗体。抗体在体内可坚持9个月，也就是说超过9个月，对人体的有效保护就大大下降了。所以一般要每年接种1次流感疫苗。

而普通感冒绝大多数也是由病毒引起的，也有部分是细菌引起。普通感冒症状轻，通常是咳嗽、流鼻涕，有的有低热，一般3～5天就好了。由于普通感冒是由多种病毒、细菌引起的，人们很容易得病，也无法预防。而流感疫苗只对由某种特定病毒引起的流行性感冒有预防作用，所以流感疫苗并不能预防普通感冒，更不是万能的。

**专家提醒：**

　　接种流感疫苗要注意以下禁忌证：①对鸡蛋和任何一种疫苗成分过敏的人群；②中度或重度急性发热的病人；③曾患吉兰-巴雷综合征者；④3岁以内的儿童；⑤患有急性疾病、严重慢性病、慢性疾病急性发病期的患者；⑥未控制的癫痫和患其他进行性神经系统疾病的患者。⑦如果接种时身体存在其他不舒服情况，应及时咨询医生后，再决定是否接种流感疫苗。

# 12 如何使用中药预防流感（口服、熏蒸）

　　在流感流行时期，除了注意个人卫生，避免与患者接触外，及时应用一些中药亦可达到预防的目的。下面介绍几个常用处方供大家参考使用：

　　1. 食醋熏蒸法

　　每立方米空间用食醋 5 ~ 10mL，以 1 ~ 2 倍水稀释后置锅中加热，门窗密闭，每次熏蒸 1 小时，在感冒流行期间，每日或隔日熏蒸一次，可用于空气消毒，以预防感冒。

　　2. 醋薄荷煎熏法

　　每立方米用食醋约 5mL，薄荷梗 15g。药放入不加盖的容器内，加水 1 ~ 2 倍煎熏，每日一次，连续 3 日，煎熏时关闭门窗。

　　3. 流感高发季节，可选用板蓝根、大青叶、菊花、金银花、鸭跖草其中 2 ~ 3 味中药各 15 ~ 30g 煎水饮用，每日 1 剂，连用 3 ~ 5 日。

　　4. 对于平素体弱、易出汗、反复感冒者，宜益气固表。药用：黄芪

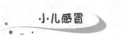 

120g, 白术 60g, 防风 20g, 共研细末, 每日早晚各服 5g, 连服一个时期, 可增强体质, 预防感冒。

# *13* 什么是冬病夏治

5 岁的岚岚天一冷就爱得病, 每年冬天不是感冒, 就是支气管炎, 差不多每个月都要往医院跑一趟。岚岚妈妈听人说中医有个冬病夏治, 想给岚岚试试, 可不知道到底有没有效果, 复杂不复杂。

中医特别强调预防, 高明的医生不治已病治未病。冬病夏治就是一种传统的预防疾病的方法。根据"春夏养阳"的原则, 由于夏季阳气旺盛, 人体阳气也达到四季高峰, 尤其是三伏天, 肌肤腠理开泄, 选取穴位敷贴, 药物最容易由皮肤渗入穴位经络, 能通过经络气血直达病处, 可达到激发正气的作用, 所以在夏季治疗冬天好发、阳气虚弱的疾病, 如哮喘、反复呼吸道感染等, 往往可以达到最好的效果。如果在缓解期服药治疗, 能够鼓舞正气, 增强抗病能力, 从而达到防病、治病的目的。

冬病夏治的方法很多, 如针刺、艾灸、理疗、按摩、穴位贴敷以及内服温养阳气的中药和食物等。近年来采用穴位贴敷进行冬病夏治受到了人们的推崇。临床选用具有温通经络、温肺化痰、散寒去湿、通行气血、补养阳气、增强体质等作用的白芥子、元胡、甘遂、细辛等中药研成细末, 取汁调成膏状, 根据病情选取不同的穴位以治疗不同的疾病。如贴敷天突、膻中、肺俞等穴位治疗支气管炎、支气管哮喘; 贴敷中脘、足三里等穴位治疗胃痛; 贴敷颊车、风池等穴治疗面瘫等均获满意疗效。主要适用于小儿哮喘、咳嗽、支气管炎、鼻炎、鼻窦炎、体虚易感冒等病症。

贴敷疗法一般在夏季三伏天贴敷为最好。三伏是指初伏、中伏、末伏的合称, 是一年中最炎热的时候, 从夏至后第三个庚日为初伏, 第四个庚日为中伏，立秋后第一庚日为末伏。于三伏天各敷一次，连贴三年。病史较长或病情较为顽固者可适当增加贴敷次数。

贴敷时间：每次贴 4～6 小时，小儿 2～4 小时。如局部有烧灼感、疼痛感或小儿哭闹不止可提前取下；若温热舒适或微痒可多贴几小时，待药物干后取下。

药物贴敷后，多数患儿会出现麻木、温、热、痒、针刺、疼痛等感觉，也有部分患儿无明显感觉，这些均属于药物吸收的正常反应。如果感觉特别剧烈、达到难以忍受的程度，请及时取下药物，用清水冲洗局部。切不要搓、抓、挠，也不要用洗浴用品及其他止痒药品，防止对局部皮肤的进一步刺激。

贴敷药物期间，应减少运动、避免出汗，以免药物移动脱落。尽量避免电扇、空调直吹，以利于药物吸收。贴药后当禁食生冷、肥甘、厚味、海鲜及辛辣刺激之品。

如背部有红、肿、刺、痒等症状，或背部贴药处出现针尖至小米大小的水疱，属药物贴敷后的正常反应，患儿仅需保持背部干燥即可，或局部涂抹哈西奈德乳膏止痒、防止渗出；如果水疱较大或有少量渗出，可用消毒过的针刺破水疱，用消毒棉球吸干水疱中的渗出液，再用紫药水涂抹局部；如果渗出液体较多，可使用 2‰ 的黄连素溶液冷敷患处，待渗出减少后再用紫药水涂抹局部；如果水疱体积巨大，或水疱中有脓性分泌物，或出现皮肤破溃、露出皮下组织、出血等现象，应到医院治疗。

**专家提醒：**

　　穴位敷贴不是万能的，它只是疾病治疗的一种手段，不能完全替代其他治疗，因此原本在服药的慢性病患者在进行中医敷贴期间不要盲目减药、停药。